微创视网膜脱离手术

折叠球囊顶压手术临床经验分享

主 编 董方田

中国协和医科大学出版社
北 京

图书在版编目（CIP）数据

微创视网膜脱离手术：折叠球囊顶压手术临床经验分享 / 董方田主编. -- 北京：中国协和医科大学出版社, 2025. 5. -- ISBN 978-7-5679-2661-5

Ⅰ. R779.63

中国国家版本馆CIP数据核字第20252S1D17号

主　　编　董方田
责任编辑　沈冰冰
封面设计　邱晓俐
责任校对　张　麓
责任印制　黄艳霞
出版发行　**中国协和医科大学出版社**
（北京市东城区东单三条9号　邮编100730　电话010-65260431）
网　　址　www.pumcp.com
印　　刷　天津画中画印刷有限公司
开　　本　710mm×1000mm　1/16
印　　张　9
字　　数　135千字
版　　次　2025年5月第1版
印　　次　2025年5月第1次印刷
定　　价　85.00元

编者名单

主　编

董方田

副主编

孙　文　高前应

编　者

董方田　孙　文　高前应

孙旭阳　陈远花

前　言

孔源性视网膜脱离治疗的关键是封闭视网膜裂孔，这一观点在1933年最早由Gonin提出，使视网膜脱离手术的成功率大大提高。手术方法采用硅胶或硅海绵在视网膜裂孔位置进行局部巩膜外加压，缝线固定加压物，又称扣带手术。多数医师喜欢联合冷冻以达到封闭视网膜裂孔的目的，然而，冷冻过量或部位不准确可造成术后较重的眼内炎症反应，以及色素细胞游离导致视网膜前膜及增生性玻璃体视网膜病变等风险。20世纪70年代，美国医师Harvey Lincoff和德国医师Ingrid Kreissig在此基础上首次提出最小量巩膜外加压术治疗孔源性视网膜脱离，该手术损伤相对小，术中及术后并发症少，被认为是最理想的外路手术方式，但适应证局限，往往对于发病时间短、局限的视网膜脱离比较合适。同时，Lincoff报道采用球囊临时插入眼球旁间隙，使球囊经巩膜外加压视网膜脱离的裂孔处，次日激光或冷冻封闭视网膜裂孔，90%患者治疗后视网膜复位。当时球囊连接一个导管，手术后导管留在眼外。由于球囊材料、手术适应证及术后反应，该手术一直未被视网膜手术医师广泛接受，以致被搁置。折叠球囊（foldable capsular buckle，FCB）顶压手术中，FCB代替传统的硅胶或硅海绵作为外加压手术的加压物，与以往的外加压手术相比，手术损伤减小。2019年，中国人民解放军联勤保障部队第九八八医院（原中国人民解放军第153医院）及中山大学中山眼科中心眼科学国家重点实验室对硅胶球囊局部加压治疗孔源性视网膜脱离进行了研究。球囊材料的不同及球囊构造设计的改进，使临床孔源性视网膜脱离的治疗取得了新进展。2020年，Zhang等首次报道5例孔源性视网膜脱离患者用FCB行巩膜外加压，术中进行巩膜穿刺放液、冷冻及巩膜层间缝线固定球囊引流管等。Li等在随后的报道中同样在术中进行巩膜穿刺放液、缝合巩膜穿刺口及缝合固定球囊引流管、冷冻、视网膜裂孔重新定位等操作步骤。广东省中医院海南医院眼科中心董方田、孙文、孙旭阳团队于2023年开始采用FCB治疗孔源性视网膜脱离，进行临床探索性研究，术中采用“5不”或“6不”方法，即不球后麻醉、不做肌肉牵拉线、不做巩膜切开或穿刺放视网膜下液、不做视网膜冷冻、不做术中视网膜裂孔定位，使孔源性视网膜脱离手术变得简单、手术时间短、创伤小，大部分患者手术中不做球囊引流管缝线固定，使孔源性视网膜脱离的外路手术变得微创，受到广大视网膜手术医师的喜欢和应用。微创FCB治疗孔源性视网膜脱离手术随着临床开展得越来越多，医师的手术经验及手术技巧将进一步得到充实和提炼，有望替代传统孔源性视网膜脱离外路手术。

为了让广大视网膜手术医师能尽快掌握FCB手术的基本操作方法和手术技巧，现将我们的临床实践初步经验分享给大家，有不妥之处，敬请指正。最后，感谢山东省烟台毓璜顶医院陈宁教授、河北省保定市第一中心医院张月玲教授及张海江教授为本书提供的病例资料。

董方田

2024年9月

目 录

第一章

折叠球囊

概 述

折叠球囊（foldable capsular buckle，FCB）又称折叠顶压球囊，是折叠式人工玻璃体球囊（foldable capsular vitreous body，FCVB）的最小型号（AV-10P）。FCVB是我国自主研发的国际首创产品，国家药品监督管理局批准的三类医疗器械（注册证号：20173223296），且已经通过欧盟CE认证（CN19/41106）、澳大利亚TGA认证（DV-2019-MC-03964-1）和英国MHRA认证（25692）。FCVB由高分子薄膜球囊、引流管和引流阀组成，其中球囊是通过计算机精细模拟人眼玻璃体腔体积参数制成，通过引流管和引流阀注入硅油。FCVB用于严重的视网膜脱离、不能用现有的玻璃体替代物治疗的患者，主要的临床应用情况有：①严重眼外伤。②硅油依赖眼。③陈旧性视网膜脱离。④大疱性角膜病变。⑤眼内炎、急性视网膜坏死、硅油填充术后。⑥葡萄肿。⑦眼球萎缩伴角膜混浊。其中最小型号AV-10P可以作为巩膜外加压的加压物治疗孔源性视网膜脱离。

第一节 折叠球囊的材料和设计

FCB的材料由人体内安全应用超过20年的美国FDA认证的进口硅胶制成，具有良好的生物相容性和物理性能。FCB治疗孔源性视网膜脱离的原创思想来源于Lincoff球囊，1972—1978年，Lincoff、Kreissig和进行视网膜研究的学者们一直在寻找一种方法，可以短暂地顶压视网膜裂孔，治疗孔源性视网膜脱离，于是发明了Lincoff球囊，并且进行了5年的动物实验。在人体试验中也取得了比较好的结果，术后复位率在94%～99%，被认为是最理想的外路手术方式。虽然术中不放视网膜下液、减少眼球手术创伤，但仍需视网膜冷冻封闭裂孔及巩膜外加压物固定缝线，且Lincoff球囊的引流管和阀都暴露在结膜外，容易引起并发症（图1-1）。

在眼科临床实践中，Lincoff球囊和FCB的体积大致相同，都在1ml左右（图1-2）。2018年，在世界视网膜脱离手术史上，我国学者首次尝试将FCB用于治疗有选择的孔源性视网膜脱离，将球囊折叠后通过微创结膜切口植入

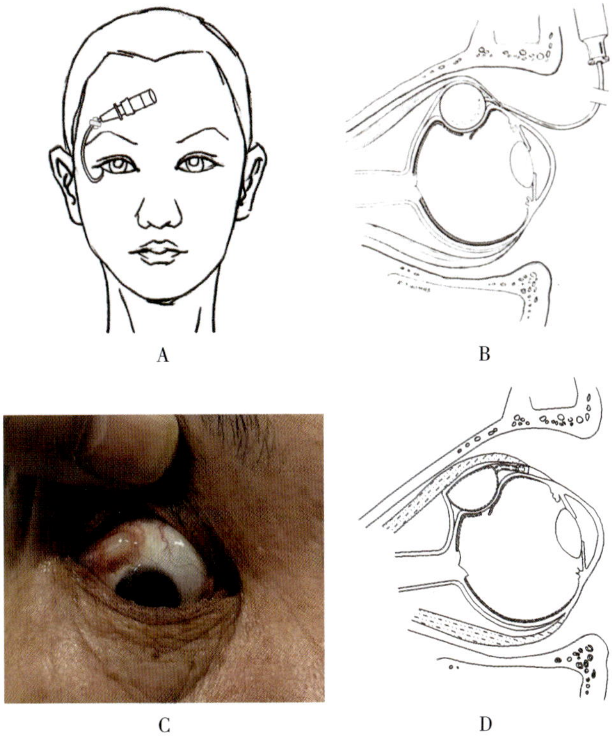

图1-1　Lincoff球囊和FCB示意

注：A.Lincoff球囊的引流管和引流阀暴露在结膜外面部示意图；B.Lincoff球囊解剖图；C.FCB的引流管和引流阀包裹在结膜内部示意图；D.FCB球囊解剖图。

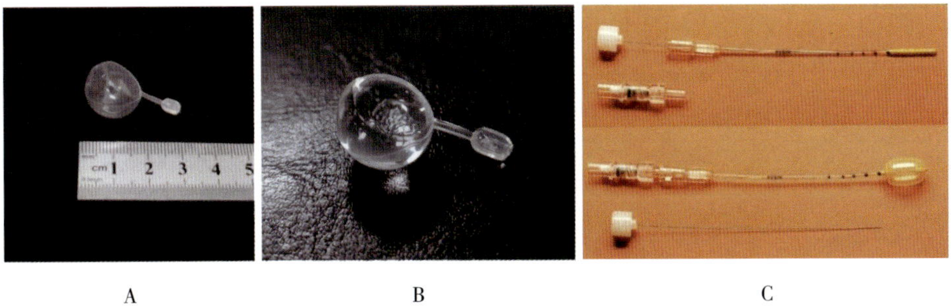

图1-2　FCB和Lincoff球囊实物

注：A.FCB的尺寸大小；B.FCB注入生理盐水后效果图；C.Lincoff球囊图。

到巩膜表面，通过引流阀注入生理盐水使球囊膨胀顶压巩膜，形成球囊顶压嵴，促进视网膜下液的吸收，并使脱离的视网膜复位，同时可以将引流阀和引流管埋入结膜下。没有眼球内外的沟通，极大地降低了感染风险。FCB代替传统的硅胶或硅海绵作为外加压手术的顶压物，与以往的外加压手术相比，减少了手术损伤，缩短了操作时间。使用FCB治疗孔源性视网膜脱离，术后视网膜复位率高，并发症少。FCB的使用具有灵活性，可随时取出，且不会造成永久性球壁变形、明显的屈光不正及术后感染。FCB不需要深部巩膜缝合，大大地降低了巩膜穿孔的风险，手术时间短，降低手术对眼周组织的创伤，减轻术后局部组织肿胀和不适感。FCB手术是一种简单、易学、微创、有效、安全的手术，用于治疗无明显增生的孔源性视网膜脱离。

FCB不是一个气球，而是经过特殊的制造工艺制作而成的，成品具有明显的外部特征（图1-3）。球囊正面为平面结构，反面为球面结构，顶压巩膜，引流阀正面为曲面，反面为平面且带有“10P”的标记。

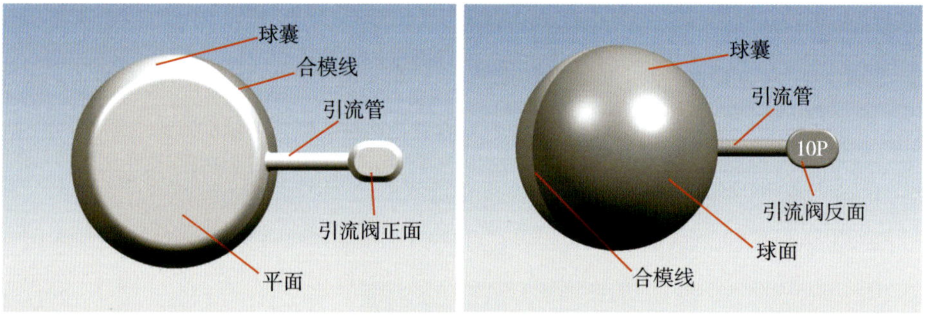

A　　B

图1-3　FCB 3D图

注：A.FCB正面图；B.FCB反面图。

FCB的球囊前后径和垂直径分别为13mm和10mm，引流管内径为1.2mm，引流管和引流阀长度均为6mm，引流阀厚度为3mm、宽度为4mm，球囊的球面厚度在180μm左右，球囊的平面厚度在200μm左右，FCB的重量约为0.17g（图1-4）。

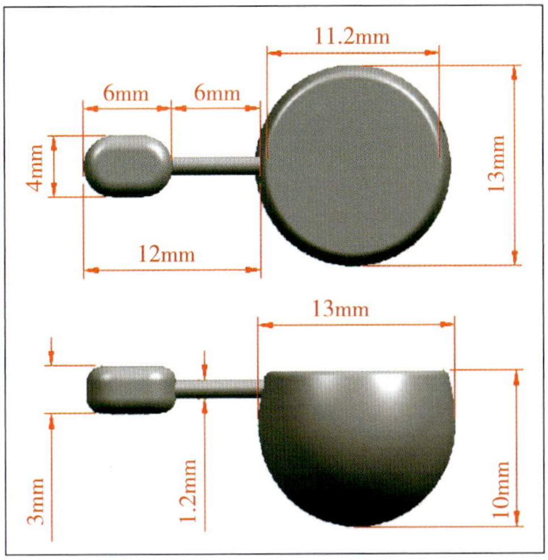

图1-4 FCB的尺寸

第二节 折叠球囊的物理特性

FCB具有高透氧率（300nm左右的微孔）、良好的光谱透过率、良好的拉伸性能、材料无应力、注入生理盐水后有一定的内压。因为具有300nm左右的微孔，所以注入生理盐水后会有缓慢渗漏的可能。为研究FCB注入生理盐水后的渗漏情况，广州卫视博生物科技有限公司进行了3组不同生理盐水注入量的球囊内压变化研究。将球囊分别注入1.4ml、2.0ml、2.5ml生理盐水，立即测量和记录此时球囊的内压、重量、体积大小。然后将上述球囊放置于生化培养箱中，设置在35°C的环境中保持1个月后，再次测量和记录此时球囊的内压、重量、体积大小。结果表明，生理盐水注入量越多，球囊内压越大。在放置1个月（2024年1月31日至2024年3月1日）后，3组球囊的内压均有不同程度的减小，其中，生理盐水注入量越大的球囊，内压减小的程度越小。而球囊的重量和体积仅发生轻微的减小（表1-1）。上述结果表明，由于球囊存在300nm左右的微孔，因此在注入生理盐水后会有缓慢的渗漏。

表1-1 FCB注入生理盐水前后数据对比

组别	时刻	生理盐水注入量（ml）	内压（mmHg）	重量（g）	球囊体积（ml）
第1组	零时刻	1.4	89	1.3	1.5
	1个月	—	18	1.2	1.4
第2组	零时刻	2.0	124	1.8	2.0
	1个月	—	95	1.7	1.9
第3组	零时刻	2.5	130	2.3	2.5
	1个月	—	113	2.2	2.2

第三节　折叠球囊生理盐水极限注入量

FCB的成品为一个柔软和壁厚均匀的空腔弹性体，可以承受原态球囊体积（1.0ml）数十倍的膨胀。广州卫视博生物科技有限公司在7个球囊中进行了生理盐水极限注入量测试，结果表明，FCB的生理盐水极限注入量约为50ml。当FCB注入生理盐水超过1.5ml时，球囊一侧平面消失，呈球形（图1-5）。其中，6个球囊在注入50ml生理盐水时，球囊明显膨胀，但仍完好、未发生破裂（图1-6）。1个球囊则在注入49.5ml生理盐水时，发生破裂。表1-2为不同生理盐水注入量下的FCB。

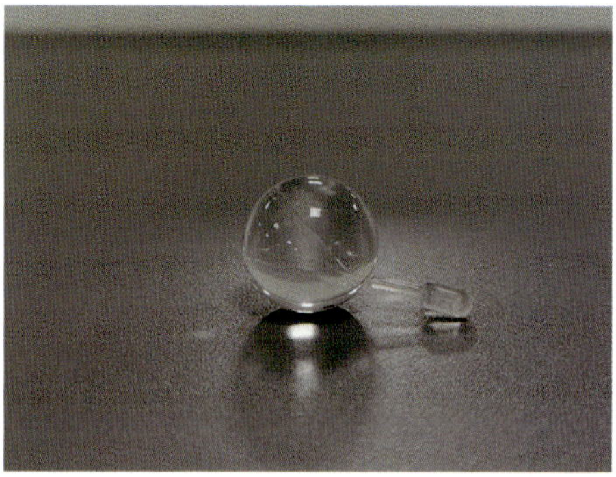

图1-5　FCB注入1.6ml生理盐水效果

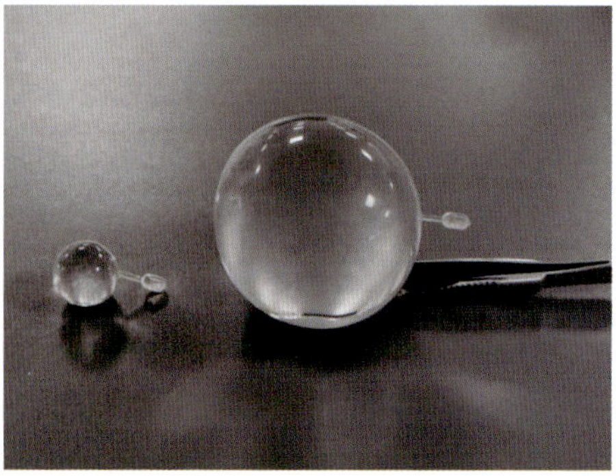

图1-6　FCB注入50ml生理盐水效果

表1-2　不同生理盐水注入量下的FCB

样品序号	生理盐水注入量				
样品1	5ml 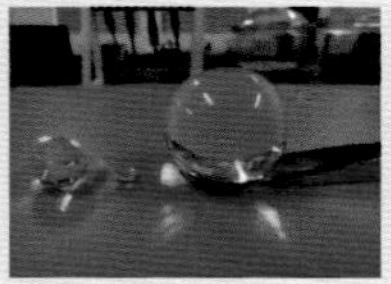	10ml 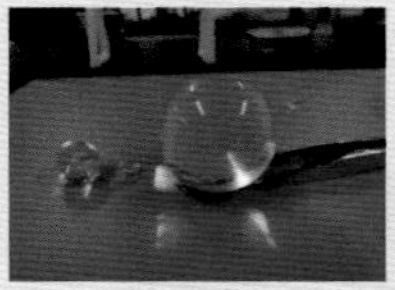	15ml 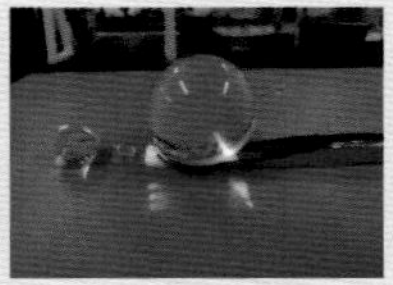	20ml 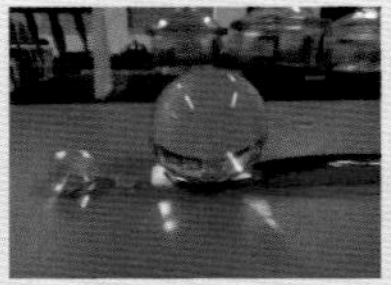	25ml 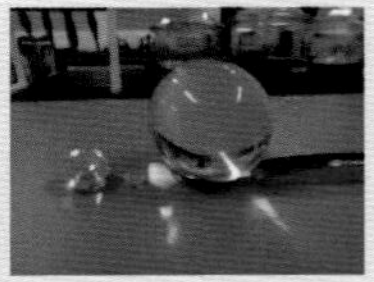
	30ml 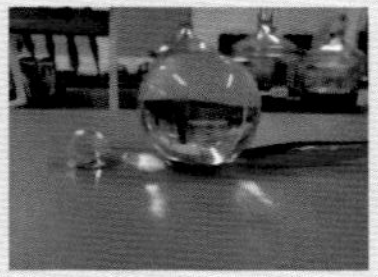	35ml 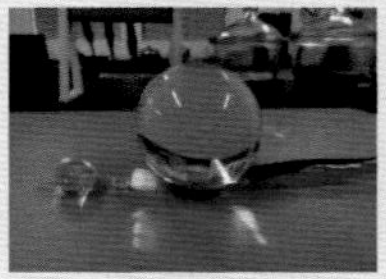	40ml 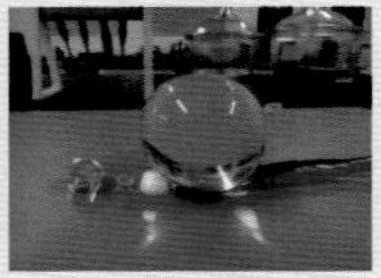	45ml 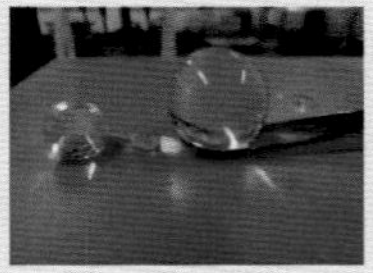	50ml 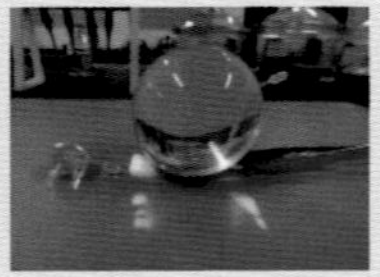
样品2	5ml 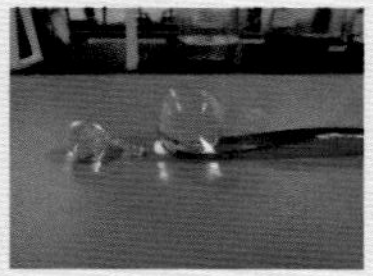	10ml 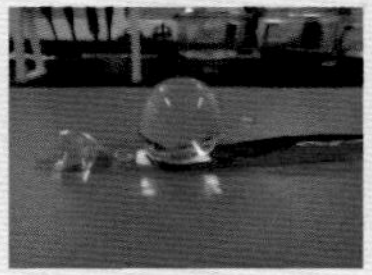	15ml 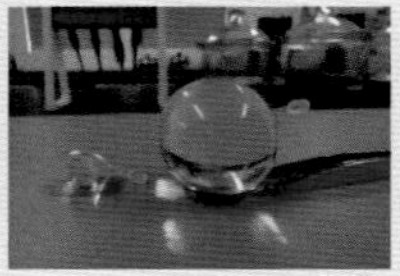	20ml 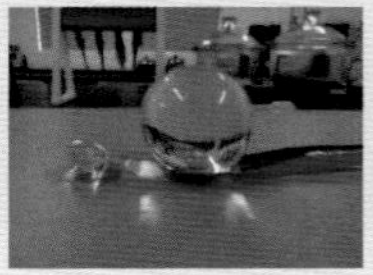	25ml 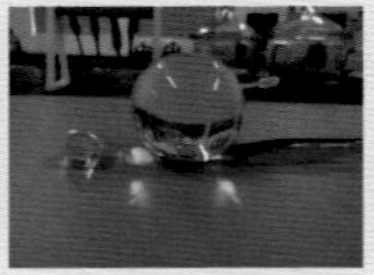
	30ml 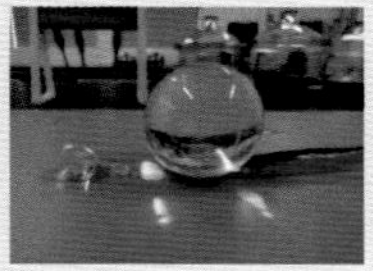	35ml 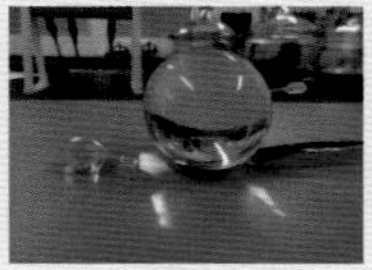	40ml 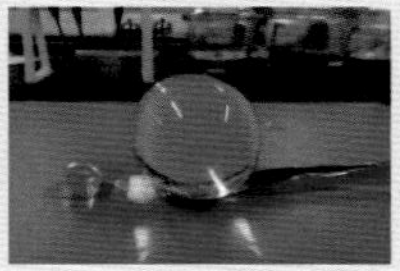	45ml 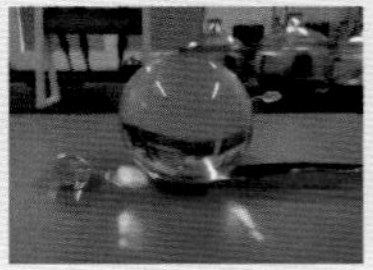	50ml 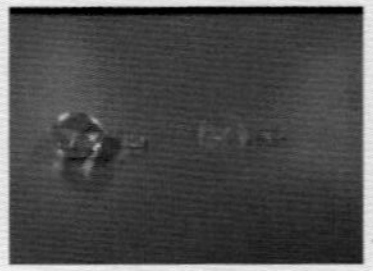

参考文献

[1] LIN X, GE J, GAO Q, et al. Evaluation of the flexibility, efficacy, and safety of a foldable capsular vitreous body in the treatment of severe retinal detachment [J]. Invest Ophthalmol Vis Sci, 2011, 52 (1): 374-381.

[2] ZHANG B, LI C, JIA Y, et al. A pilot clinical study of treating rhegmatogenous retinal detachment by silicone rubber balloon scleral buckling [J]. Retina, 2020, 40 (10): 1918-1928.

[3] YU W. Treatment of retinal detachment with balloon sclera compression [J]. Shiyong Yanke Zazhi, 1993, 11 (7): 437.

[4] KREISSIG I, FAILER J, LINCOFF H, et al. Results of a temporary balloon buckle in the treatment of 500 retinal detachments and a comparison with pneumatic retinopexy [J]. Am J Ophthalmol, 1989, 107 (4): 381-389.

[5] KREISSIG I. Primary retinal detachment: a review of the development of techniques for repair in the past 80 years [J]. Taiwan J Ophthalmol, 2016, 6 (4): 161-169.

[6] 王亮，张红兵，王小东．巩膜外垫压联合视网膜激光光凝固定治疗硅油眼视网膜脱离的临床分析 [J]．华西医学，2013，28（11）：1692-1694.

[7] 刘都红，刘艳平，高峰，等．巩膜外冷凝最小量气囊垫压术治疗视网膜脱离 [J]．中华眼外伤职业眼病杂志，2017，39（11）：853-855.

[8] 孙旭阳，陈太想，李瑞，等．微创折叠球囊巩膜外加压治疗孔源性视网膜脱离的临床研究 [J]．国际眼科杂志，2024，24（2）：277-283.

[9] 张宁，张百珂，贾雍，等．折叠顶压球囊与传统巩膜外加压治疗孔源性视网膜脱离的对比研究 [J]．国际眼科杂志，2023，23（5）：813-817.

[10] FAN F F, XIAO C, WANG L, et al. Efficacy of scleral buckling for the treatment of rhegmatogenous retinal detachment using a novel foldable capsular buckle [J]. Int J Ophthalmol, 2024, 17 (3): 558-563.

［11］ LINCOFF H A，KREISSIG I，HAHN Y S．A temporary balloon buckle for the treatment of small retinal detachments［J］．Ophthalmology，1979，86（4）：586-596.

［12］ LI C，ZHANG B，TAN X，et al．A pilot clinical study of complex rhegmatogenous retinal detachment treatment via foldable capsular buckle scleral buckling［J］．BMC Ophthalmology，2023，23（1）：196.

第二章

·

眼眶及眶内组织对球囊顶压眼球的作用

概 述

折叠球囊（FCB）手术治疗孔源性视网膜脱离是将球囊植入视网膜裂孔处的巩膜表面与Tenon's囊之间，依靠其外周组织压力将球囊压陷眼球，使球壁向内隆起，形成球囊顶压嵴，将脱离的视网膜裂孔与其接触，达到封闭视网膜裂孔的目的。了解眼眶和眶内组织结构及其相关组织，对成功实施FCB手术极为重要。

第一节 眼眶及眶内组织

眼眶由7块颅骨组成：额骨、筛骨、蝶骨、上颌骨、泪骨、颧骨、腭骨。眼眶呈尖端向后、底向前的锥体。眶尖部有两个重要的通道：视神经孔和眶上裂。眶上裂位于视神经孔外侧，第Ⅲ、Ⅳ、Ⅵ对脑神经由此穿过。

眼眶内容纳眼球，眼球与眼眶之间内组织，包括眼外肌、泪腺、血管、视神经及球筋膜、韧带等重要组织和器官，在它们之间充满脂肪，起缓冲作用。

第二节 眼球及眼外组织

球囊手术是在眼球外对眼球顶压，虽然球囊手术是微创，仅在眼球外手术，但对手术部位相关组织有一定轻度损伤。熟悉眼球体外标记及相关组织，可减少手术中不必要的损伤。

一、眼外肌

眼球位于眼眶内，依附眶内周围组织悬挂并固定眼眶内。眼球壁有6条肌肉附着（图2-1），其中4条是直肌，分别为上直肌、下直肌、内直肌、外直肌。4条直肌均起始于眶尖部视神经孔周围的总腱环，连同肌鞘和肌间膜从眶尖起向前至眼球赤道后，形成肌圆锥。各条肌肉的肌纤维自成一束，包围视神经分别向前展开，其止端附着点位于眼球赤道前方。内直肌、下直肌、外直肌、上直肌分别附着于角膜缘后5.5mm、6.5mm、6.9mm、7.7mm处巩膜上。4条直肌的肌鞘之间凭借无血管而透明的纤维组织薄膜互相连接，称为肌间膜。内直肌、外直肌具有发育完善的自肌鞘眶面向外延伸并止于相应眶骨壁的纤维膜，称为节制韧带。

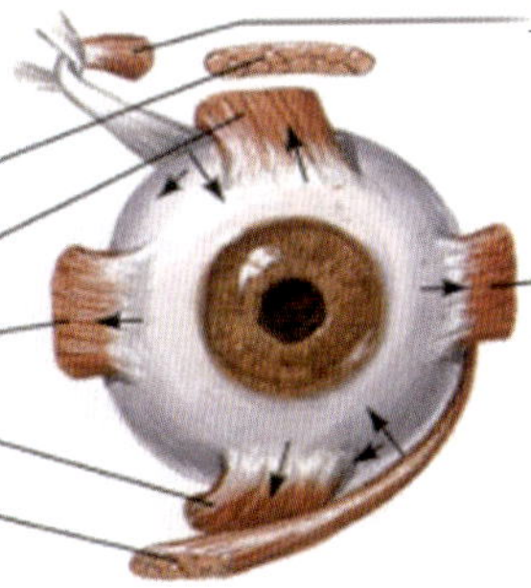

图2-1　各眼外肌附着点示意

注：箭头指示每一肌肉收缩引起的眼球运动方向。

4条直肌止端附着点部位巩膜最薄，在手术时应格外小心，避免穿透巩膜（图2-2）。

2条斜肌为上斜肌、下斜肌，止端附着点位于眼球近赤道部，走行至眼球后部与视神经相连。上斜肌也起始于总腱环，沿眶上壁与眶内壁交角处前行，在接近眶内上缘处形成肌腱，穿过滑车的纤维环，然后转向后外方经过上直肌的下方，到眼球赤道部后方，附着于眼球后外上部（图2-3，蓝色箭头)。

下斜肌起源于眶骨壁的内下侧，然后经下直肌与眶下壁之间，向外伸展至眼球赤道部后方，附着于眼球的后外侧（图2-3，黄色箭头)。

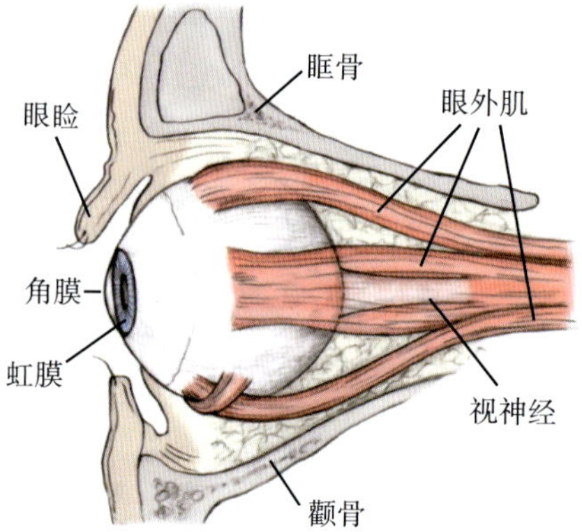

图2-2 眼外肌矢状面示意

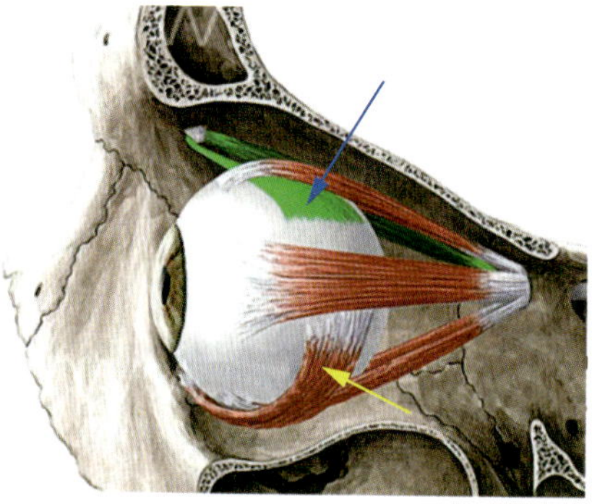

图2-3 2条斜肌起止点示意

每一条眼外肌从起点到止点都由筋膜包裹，称为肌鞘。肌鞘后部较薄，在赤道部穿过Tenon's囊时开始变厚并一直延展至肌止点。赤道之前眼外肌的下面与巩膜之间几乎没有筋膜组织，只有结缔组织衬在眼外肌与眼球之间。肌鞘表面平滑且无血管，使得眼外肌能够在眼球表面平稳地滑动。

支配直肌的神经纤维从4条直肌起点到止点大约1/3处进入眼外肌。支配上斜肌的神经纤维则从起点到滑车大约1/3处进入上斜肌。球囊手术类似眼外肌手术，一般在眼球前部进行，很少损伤神经纤维。但是，如果手术过程中器械深入过于靠后超过止点后26mm，则可能损伤神经。支配下斜肌的神经纤维从下斜肌与下直肌相交处颞侧进入下斜肌，在这个部位手术有可能造成神经损伤。由于支配瞳孔括约肌和睫状肌的副交感神经也来自支配下斜肌的第III对脑神经下支，因此，上述损伤也能造成瞳孔异常。

下直肌与下眼睑紧密相连，手术中后徙或减弱下直肌可使下眼睑退缩，从而使睑裂开大；而下直肌的缩短或加强手术则使睑裂变小。因此，任何与下直肌相关的手术都有可能影响睑裂的大小。上直肌与上睑提肌的联系虽不如下直肌与下眼睑紧密，但是减弱或加强上直肌也能造成睑裂的变化。对于上直肌落后造成的下斜视，常伴有假性上睑下垂。位于眼眶眶尖部总腱环——Zinn韧带，是筋膜增厚形成的椭圆形纤维环，包绕视神经管，并且是4条直肌的起始处。包围在眼外肌外面的结缔组织膜，由眼球筋膜增厚返折形成肌腱。肌鞘平滑，便于肌肉在肌鞘内自由地前后滑动。各眼外肌的肌鞘延伸形成复杂的纤维膜系统，将各眼外肌与眼眶联系起来，起到支持眼球和限制眼球过度运动作用。下直肌肌鞘向前分为两层：上层形成Tenon's囊的一部分；下层止于下睑板与眼轮匝肌之间的纤维上，成为部分Lockwood韧带。当下直肌收缩时，不仅眼球下转，也使下睑下移，并可使睫毛外翻。

二、Tenon's囊

Tenon's囊又称筋膜囊，眼球在Tenon's囊所形成的腔隙里活动。Tenon's囊由结缔组织构成，是一个连续的、互相折返、完整的、富有弹性的纤维膜，由胶原纤维和弹性纤维构成，自视神经至角膜将眼球包围。角膜缘后10mm处Tenon's囊的完整性非常重要。如果手术中损伤Tenon's囊，会造成脂肪脱出，形成限制性粘连，从而影响眼球的正常运动功能。

Tenon's囊将眼外肌与眶脂肪及肌圆锥外组织隔开。Tenon's囊后部与视神经鞘融合，向前距角膜缘3mm处与肌间隔融合。同时将肌锥内的眶脂肪与巩膜分隔开。在紧邻赤道后的Tenon's囊较厚且坚韧，与眶周组织相连，支撑着眼球，且直接覆盖巩膜，并与眶脂肪紧密相贴，不易分开。眼球筋膜下部增厚，与下直肌及下斜肌鞘膜互相融合，形成吊床样结构——Lockwood韧带。眼球被筋膜系统包裹悬挂在眶内。球筋膜及眶脂肪对眼球的运动起到平衡、减震、稳定眼球位置的重要作用。

眼球前部由角膜和球结膜构成，球结膜延伸与眼睑相连在眶内形成穹隆部，又称眼窝，由于眶骨构成的上眶缘较下眶缘突出，上穹隆眼窝深于下穹隆眼窝，因此，对球囊植入眼眶内产生的支撑作用也不同。上眶部对球囊的支撑作用大于下眶部，眼眶及眶内组织尤其球筋膜对球囊顶压巩膜产生的压陷及球囊位置的稳定起到一定作用。

三、涡静脉

涡静脉在眼底可见其壶腹部，呈虾米样外观，位于眼球赤道部稍后方（图2-4）。涡静脉汇集脉络膜及部分虹膜睫状体的血液，经眼上静脉、眼下静脉回流到海绵窦，再回流心脏实现血液循环。涡静脉共4～7条，每个象限有1～2条，在直肌之间、距角膜缘14.5mm处向前斜穿出巩膜，暴露在眼球表面（图2-5），为外路扣带术及球囊手术、视网膜裂孔定位提供可靠的

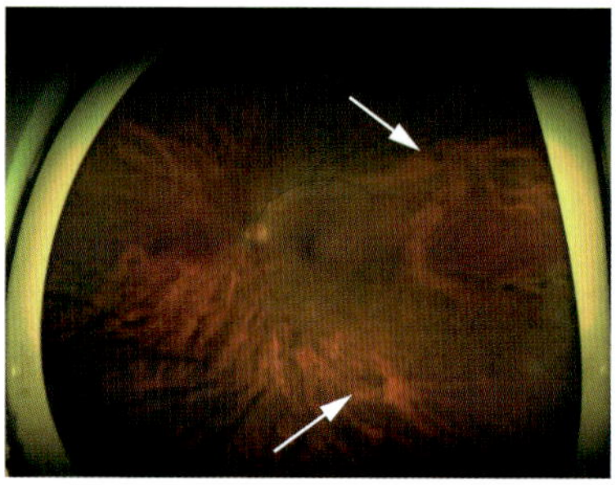

图2-4　涡静脉眼底图像

注：箭头所指为涡静脉。

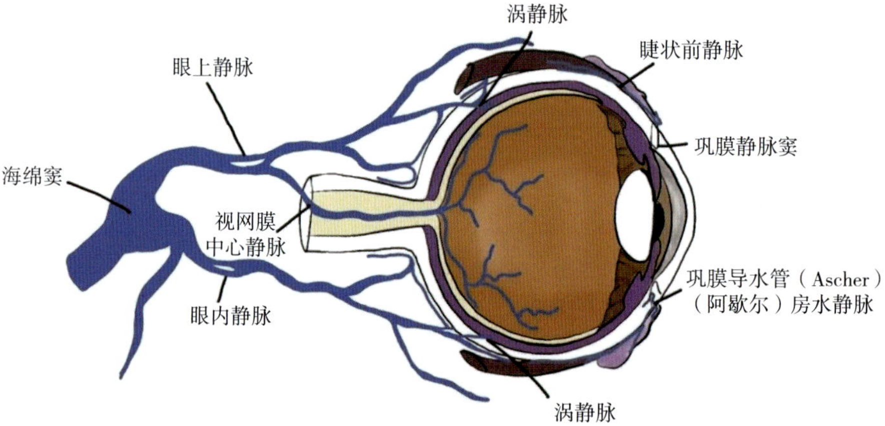

图2-5　眼部静脉血管示意

参考依据。球囊手术时，如果视网膜裂孔位于赤道部，手术部位涡静脉难免被球囊加压，但1～2条涡静脉受压不影响眼内血液循环而致眼底出血。涡静脉附近区域手术时容易损伤涡静脉。

四、眶脂肪

眼球在眼眶内由大量的脂肪组织支撑，从肌锥到角膜缘后10mm都有脂肪组织包裹，肌锥内充满脂肪组织，Tenon's囊将其与巩膜隔开。

第三节 球周眼眶组织对球囊顶压眼球的作用

FCB手术治疗孔源性视网膜脱离时，球囊植入主要在巩膜表面Tenon's囊下，依靠Tenon's囊的张力及其外周组织对球囊产生一定挤压力对眼球实现顶压。球囊注水膨胀后对四周产生一定压力，包括眼球、Tenon's囊、脂肪及眶骨壁，构成一种固有的阻力，形成一种相对平衡的挤压力（图2-6）。如果眼压低，眼球方面的阻力减少，球囊膨胀后势必倾向于眼球，导致眼球向内凹陷，以致球囊顶压巩膜处出现巩膜嵴，使视网膜裂孔与其后色素上皮接触，达到封闭裂孔的目的。因此，球囊手术需在眼压低的情况下，依靠Tenon's囊的张力、脂肪及眶骨壁对球囊产生的挤压力作用于眼球，使眼球向内隆起，形成巩膜嵴。赤道部裂孔，球囊顶压时，Tenon's囊、脂肪及眶骨壁和眼球处于一个压力点上，对眼球的顶压效果强于赤道外裂孔。此外，球囊也不易移位。

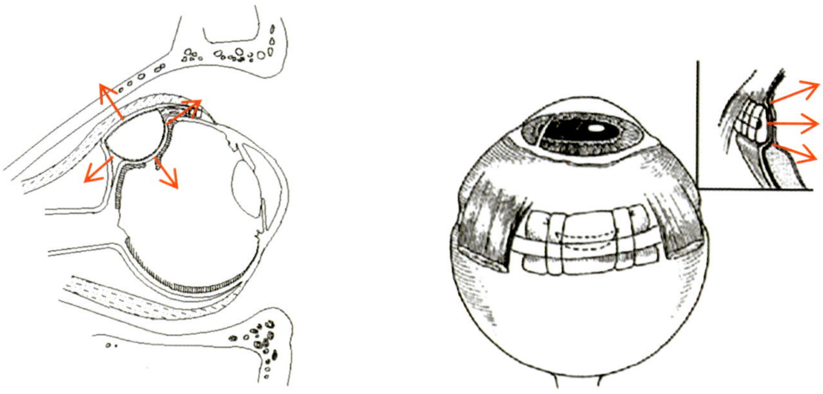

A B

图2-6 球囊注水后压力形成示意

注：A.球囊顶压，四周受力；B.巩膜外加压，眼球一方受力。

第四节 球囊植入顶压眼球不同部位的效应

由于受到视网膜裂孔位置的影响，球囊植入的位置不同，对眼球产生的压力也不同（图2-7）。赤道部前的裂孔，由于下眼窝比上眼窝浅，球囊顶压眼球缺乏Tenon's囊、脂肪和眶骨壁的直接阻力，对眼球的压力不够，巩膜嵴不能显著隆起，有时达不到封闭视网膜裂孔的作用。赤道部后视网膜裂孔，虽然球囊位于眼眶内，但偏离等压力作用，顶压的效果也不如赤道部视网膜裂孔。因此，为了达到球囊对眼球产生有效压力，球囊注水量大于赤道部球囊，使球囊更加膨胀，才能对眼球产生相等的压力效应。直肌下视网膜裂孔，球囊植入直肌下，对球囊位置的稳定及压力有一定帮助。

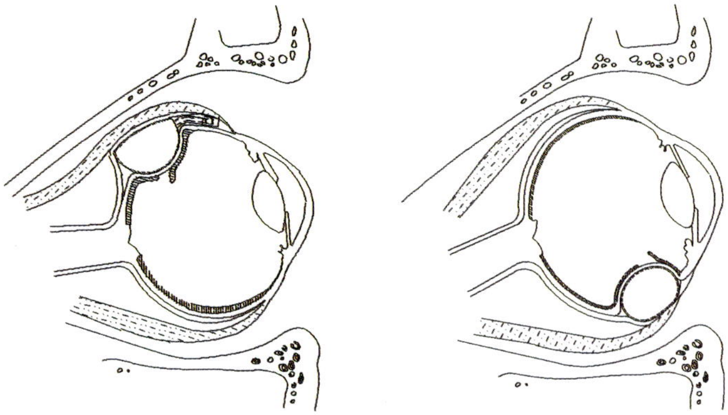

A　　　　B

图2-7　球囊顶压上方及下方视网膜示意

注：A.球囊顶压在上方赤道部，球外组织对眼球产生的直接压力，使眼球产生凹陷，在眼内形成巩膜嵴，将色素上皮与脱离的视网膜裂孔接触，达到封闭裂孔作用；B.球囊顶压下方，由于下眼窝较浅，缺乏球外组织对球囊的支持和顶压作用，球囊顶压力度不如上方球囊顶压，同时，球囊手术后易向前移位。

第五节　眼球解剖数据对视网膜裂孔定位的参考价值

后极部：相当于角膜缘前界后直线距离20mm处，以各涡静脉巩膜内口后缘连成的环形线以后的区域，相当于从黄斑中心到赤道一半为半径所画圆内的区域，包括视盘、黄斑和视网膜大血管弓。

赤道部：赤道部距角膜缘后14.5mm处，宽度为2～3mm的环形区域。远视眼该距离较短，近视眼该距离较长。

周边部：赤道前缘至玻璃体基底部之间的环形区域。

锯齿缘：视网膜神经上皮和睫状体非色素上皮交界处，形似锯齿，故称为锯齿缘。颞侧距角膜缘后8mm，鼻侧距角膜缘约6mm。

基底部：锯齿缘前1～2mm至锯齿缘后2～3mm的环形区域。

第三章

·

视网膜脱离

概 述

视网膜脱离是指视网膜神经上皮与视网膜色素上皮的分离，临床上常由视网膜裂孔、炎症，玻璃体视网膜牵拉，以及肿瘤、手术、外伤等引起。因此，根据临床发病原因及临床特征，将视网膜脱离分成3种类型：①孔源性视网膜脱离。②牵拉性视网膜脱离。③渗出性视网膜脱离。对视网膜脱离进行正确分类，可为临床治疗提供重要的参考价值（图3-1）。

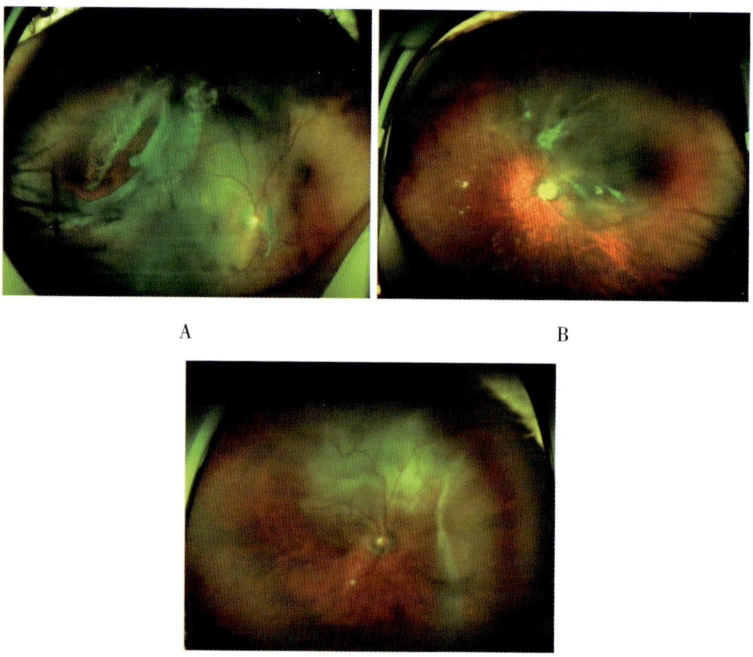

A B

C

图3-1 视网膜脱离眼底图像

注：A.孔源性视网膜脱离，可见脱离的视网膜伴有视网膜大裂孔，位于视网膜格子样变性区；B.增生性糖尿病视网膜病变晚期，可见视网膜增生膜，牵拉性视网膜脱离；C.转移癌引起上方局部视网膜脱离，视网膜呈密度不均隆起，边界不清，其鼻侧可见视网膜下增生索条。

孔源性视网膜脱离是指由于视网膜裂孔引起的视网膜脱离，多见于高度近视、周边视网膜格子变性及玻璃体变性。孔源性视网膜脱离主要表现为视网膜裂孔和视网膜脱离，未脱离的视网膜及视网膜血管基本正常。孔源性视网膜脱离治疗的关键是手术封闭视网膜裂孔。

第一节　孔源性视网膜脱离的发生机制

孔源性视网膜脱离的发生需具备以下条件：①玻璃体变性。②玻璃体对视网膜的牵拉。③视网膜裂孔。

玻璃体是体积约为4ml的透明凝胶，98%的成分是水。占据眼容积的80%，位于晶状体后部，充满玻璃体腔。玻璃体不仅是透明的屈光间质，允许进入眼内的光线不受阻挡地达到视网膜，而且为视网膜和晶状体提供营养物质的转运。随着年龄增长，玻璃体可发生变性，玻璃体的凝胶状态出现液化，伴有胶原纤维网的塌陷，继之玻璃体后脱离。高度近视、眼内炎症、手术、外伤等均可促使玻璃体发生变性、液化，一旦玻璃体液化伴随玻璃体后脱离，会对视网膜产生不同程度牵拉，如果视网膜有变性或异常玻璃体粘连，易牵拉视网膜形成裂孔。这也解释了高度近视患者孔源性视网膜脱离发生率高于正常人群，因为高度近视眼易早发生玻璃体变性、混浊，同时，高度近视眼易发生视网膜格子样变性。格子样变性区不仅表现局部视网膜萎缩变薄，而且常与玻璃体后皮质粘连，玻璃体后脱离时势必对粘连区产生牵拉，以致裂孔形成，玻璃体液体便可经视网膜裂孔进入视网膜下，导致视网膜脱离。因此，玻璃体变性、玻璃体后脱离对视网膜牵拉和视网膜裂孔是孔源性视网膜脱离发生的三大要素（图3-2）。

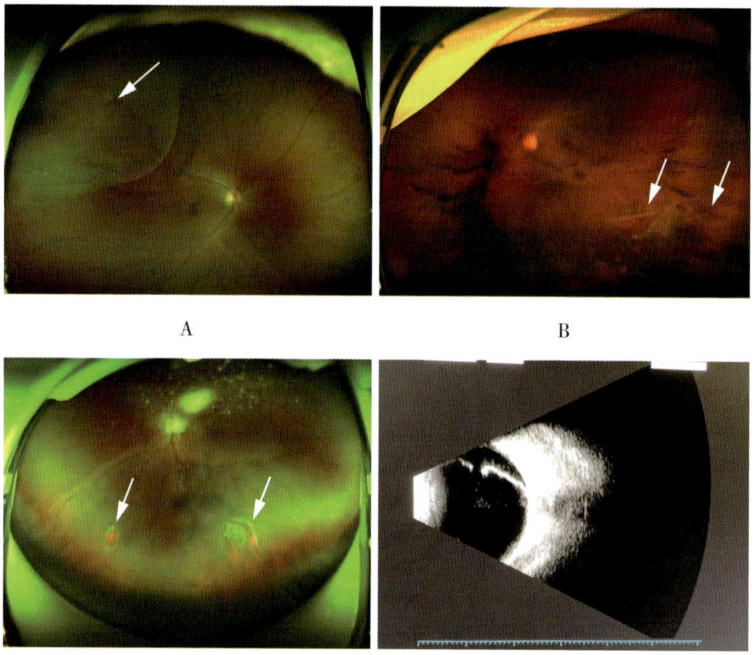

A　　B　　C　　D

图3-2　孔源性视网膜脱离眼底照相及B超图像

注：A.右眼颞上视网膜脱离，玻璃体视网膜异常粘连牵拉视网膜裂孔（箭头）；B.左眼颞下视网膜脱离伴玻璃体积血，脱离区内可见月牙形和长条形两个未贯通裂孔（箭头）；C.玻璃体变性、后脱离牵拉下方视网膜形成两个裂孔，导致下方视网膜脱离，鼻下小裂孔近似长方形，颞下大的裂孔类似马蹄形（箭头）；D. B超提示脱离的视网膜，可见裂孔前有喷雾状混浊，系玻璃体积血所致。

第二节　孔源性视网膜脱离的征兆

玻璃体变性、后脱离常引起患者不适，自觉眼前黑影飘动或有闪光感，均由玻璃体液化混浊、玻璃体后脱离对视网膜产生牵拉而引起。如果玻璃体后脱离牵拉视网膜血管可引起视网膜血管破裂、出血到玻璃体，患者常感觉眼前烟雾状或蝌蚪样混浊，严重玻璃体积血可导致视物模糊，甚至视物不见，以致检查看不清眼底。因此，对于突发玻璃体混浊或频繁闪光感，应警惕视网膜裂孔发生的可能。无法看清眼底者需超声检查及随诊（图3-3～图3-5）。

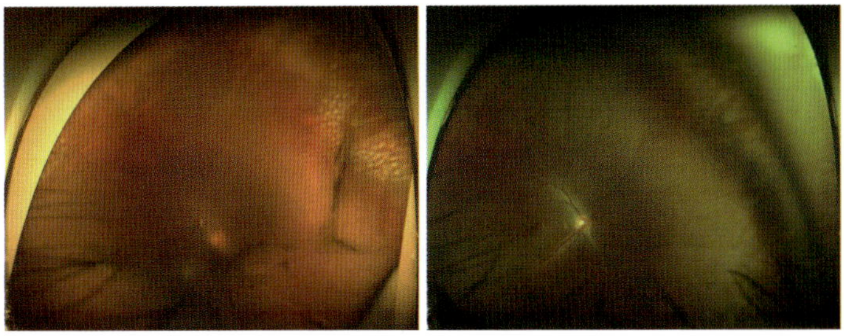

A　　　　B

图3-3　玻璃体积血、视网膜裂孔眼底图像

注：女性，51岁，右眼突发眼前黑影2小时，检查眼底发现右眼视网膜裂孔，及时行激光治疗。A.右眼玻璃体混浊积血，鼻上周边可见马蹄形视网膜裂孔，孔周可见灰白色激光斑，孔盖尖端可见混浊玻璃体牵拉；B.激光治疗3周后，孔周激光斑色素增生，玻璃体腔积血、混浊基本吸收。

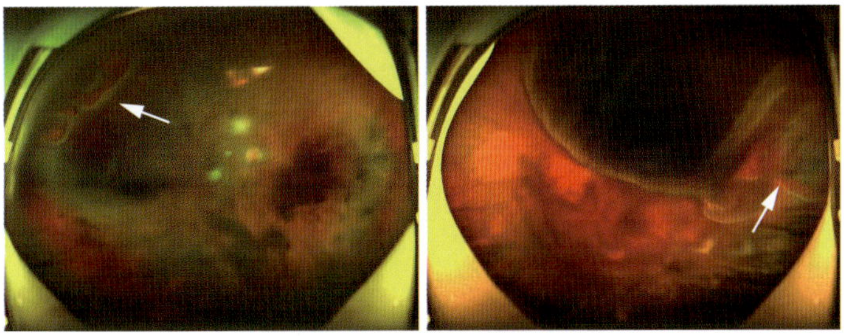

A　　　　B

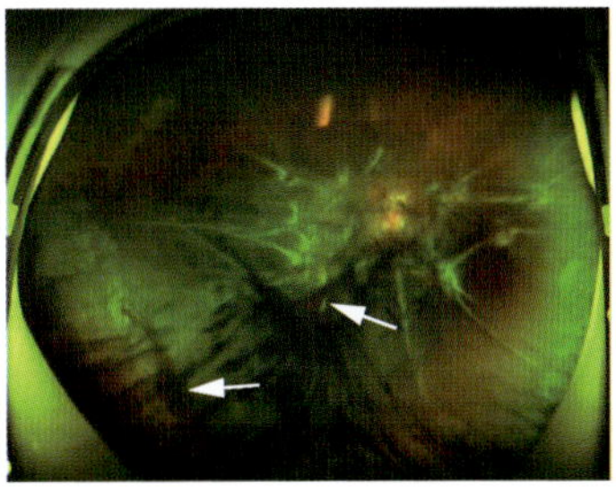

C

图3-4　玻璃体积血、孔源性视网膜脱离眼底图像

注：A.右眼颞上视网膜脱离，可见视网膜裂孔（箭头）引起玻璃体轻度出血混浊；B.左眼颞上球形视网膜脱离，可见视网膜裂孔（箭头）和中度玻璃体积血混浊；C.右眼孔源性视网膜脱离，因玻璃体积血未及时发现视网膜裂孔，导致玻璃体视网膜增生，视网膜广泛脱离呈宽漏斗状，后部视网膜可见多处不规则灰白色增生膜，牵拉视网膜呈固定皱褶，颞下及周边视网膜可见裂孔（箭头）。

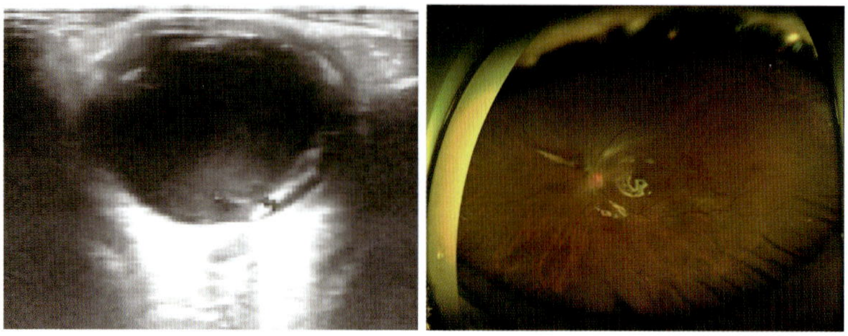

A　　B

图3-5　玻璃体积血、视网膜脱离手术前后图像

注：女性，54岁，左眼前黑影遮挡18天。既往有高血压病史。诊断为左眼玻璃体积血、左眼视网膜脱离。术前左眼玻璃体大量积血，眼底窥不清，行玻璃体切除硅油填充术。术中切除玻璃体积血，发现颞上周边视网膜裂孔，上方及颞侧视网膜脱离，累及黄斑。A.术前眼球彩超，玻璃体内大量絮状回声，玻璃体内条带状回声，提示玻璃体积血、视网膜脱离；B.术后眼底照相，玻璃体腔硅油填充后可见视网膜界面反光，视网膜平伏，颞上视网膜裂孔激光包绕少量视网膜前及视网膜下出血。

第三节　视网膜裂孔与视网膜脱离

孔源性视网膜脱离常见的视网膜裂孔有两种类型：萎缩孔和牵拉孔。大部分萎缩孔呈圆形裂孔，如果没有玻璃体变性、后脱离，一般萎缩孔不会引起视网膜脱离，故称“安全孔”；牵拉性视网膜裂孔是孔源性视网膜脱离发生的主要原因，与玻璃体变性、后脱离有关，也是孔源性视网膜脱离发生的必备条件。在视网膜有格子样变性、异常玻璃体视网膜粘连的情况下，玻璃体后脱离时对上述部位产生牵拉，以致各种各样形状的视网膜裂孔形成，如马蹄形、鱼嘴样、三角形、条形、多边形。一旦视网膜形成裂孔，液化的玻璃体内液体便从视网膜裂孔进入视网膜下，导致视网膜神经上皮与视网膜色素上皮分离，即视网膜脱离（图3-6）。

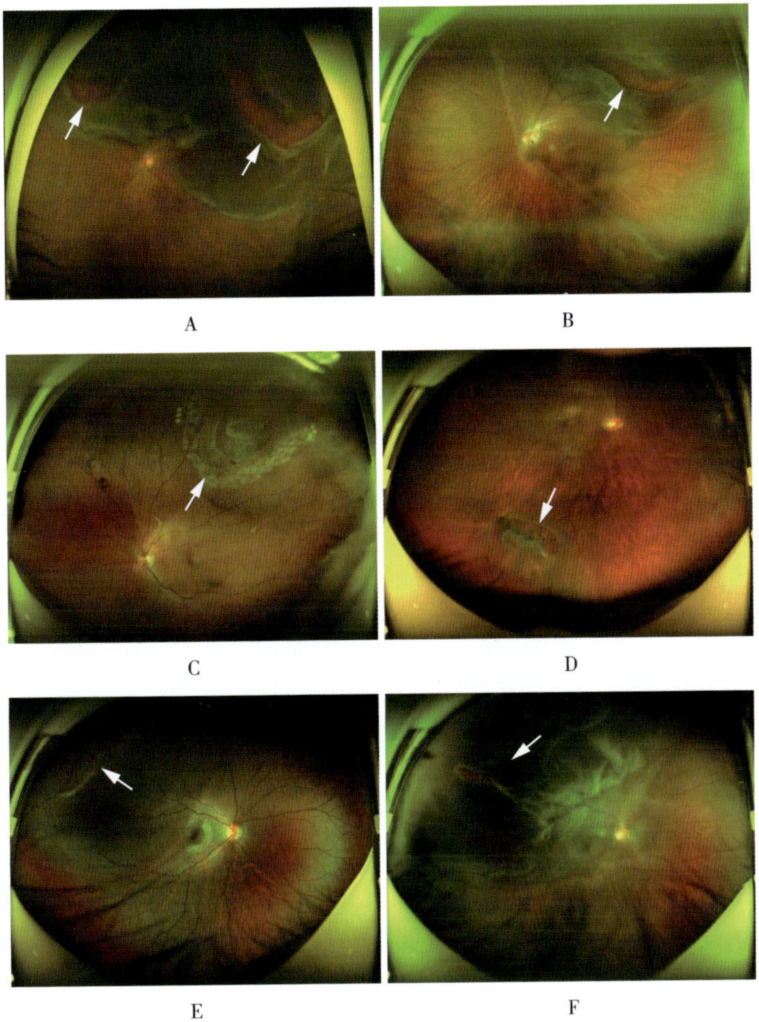

图 3-6　牵拉性视网膜裂孔、视网膜脱离图像

注：A. 左眼上方视网膜脱离，多发视网膜裂孔，裂孔呈鱼嘴样（箭头）；B. 左眼颞上视网膜脱离，可见鱼嘴样大裂孔；C. 左眼颞上视网膜脱离，裂孔呈马蹄形，其周围可见激光斑围绕（箭头）；D. 右眼颞下视网膜脱离，裂孔呈马蹄形（箭头）；E. 右眼颞上视网膜脱离伴圆形萎缩孔（箭头）；F. 右眼颞上视网膜脱离，可见牵拉孔，裂孔呈长条形（箭头）。

一、视网膜裂孔引发视网膜脱离

虽然视网膜裂孔可引起视网膜脱离，但视网膜裂孔发生后视网膜脱离可随即发生，也可持续一段时间发生，此种情况多与玻璃体对视网膜的牵拉程度有关。如果及时发现视网膜裂孔，予以激光封闭裂孔，可避免视网膜脱离（图3-7、图3-8）。然而，大多数视网膜脱离患者发生视网膜裂孔时，往往因缺乏对该病的认识，直到视网膜发生脱离，视野出现缺损时才前往医院就诊。此时，已失去激光治疗视网膜裂孔的机会。

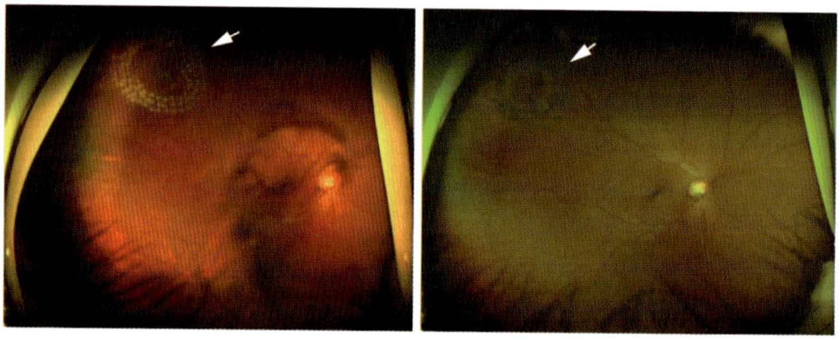

A　　　　B

图3-7　视网膜裂孔激光封闭图像

注：男性，55岁，右眼突然感觉视物模糊，黑影遮挡。A.眼底检查可见后极部玻璃体混浊，颞上赤道部附近视网膜裂孔，裂孔前玻璃体可见漂浮的小片视网膜，类似“盖”样，视网膜未见脱离，及时激光封闭视网膜裂孔，可见灰白色激光斑围绕裂孔（箭头）；B.6个月后复查，右眼视网膜在位，视网膜裂孔周围激光斑呈色素增生（箭头）。

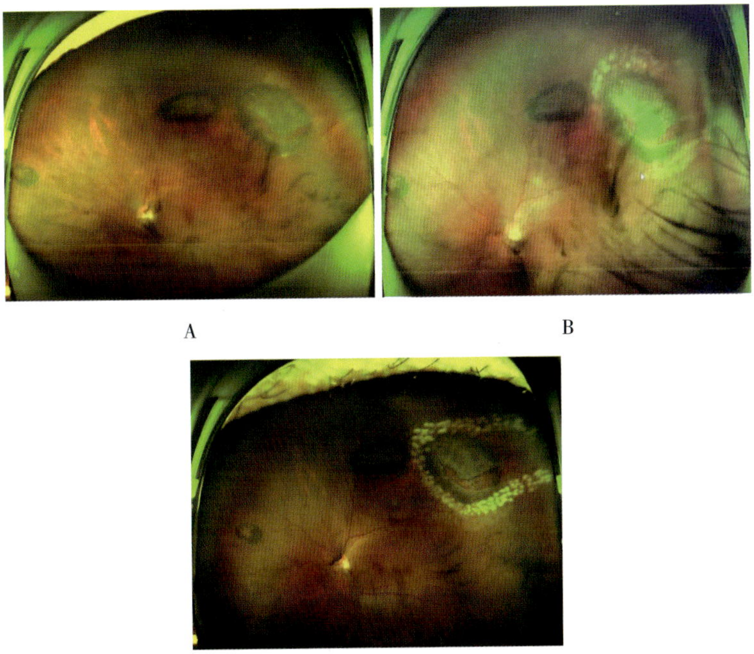

图3-8　视网膜裂孔、局限视网膜脱离激光封闭图像

注：男性，57岁，左眼视物模糊，有黑影飘动，3年前曾行视网膜激光治疗。A.眼底检查可见左眼颞上视网膜裂孔，其周围可见色素性激光斑，但视网膜局限浅脱离；B.左眼视网膜裂孔再次激光治疗，上下边缘可见灰白色激光斑反应，前后边缘无明显激光反应；C.1周后补加激光治疗，可见裂孔周围明显灰白色激光斑。

二、视网膜裂孔决定视网膜脱离的部位和范围

视网膜脱离往往与视网膜裂孔所在部位有关。一般来讲，视网膜哪个区域脱离，哪个区域就有视网膜裂孔。由于重力影响，视网膜裂孔通常位于脱离区上方。依此规律，为临床快速发现视网膜裂孔提供了重要参考价值。

广东省中医院海南医院眼科对过去24个月63只眼孔源性视网膜脱离进行回顾性分析，其中萎缩孔19只眼（30%），撕裂孔44只眼（70%），颞上视网膜裂孔发生率最高（图3-9）。63只眼中54只眼（86%）裂孔位于赤道

部及赤道前（表3-1)。由此可见，球囊手术中绝大多数球囊顶压的视网膜裂孔部位在眼球赤道部或赤道前。如果位于赤道前，球囊顶压眼球后球囊容易向前移位，手术中需将球囊植入位置向后，预防术后球囊向前移动，偏离裂孔顶压部位。此外，也可考虑将球囊根部引流管于巩膜表面缝线固定一针(图3-10)。

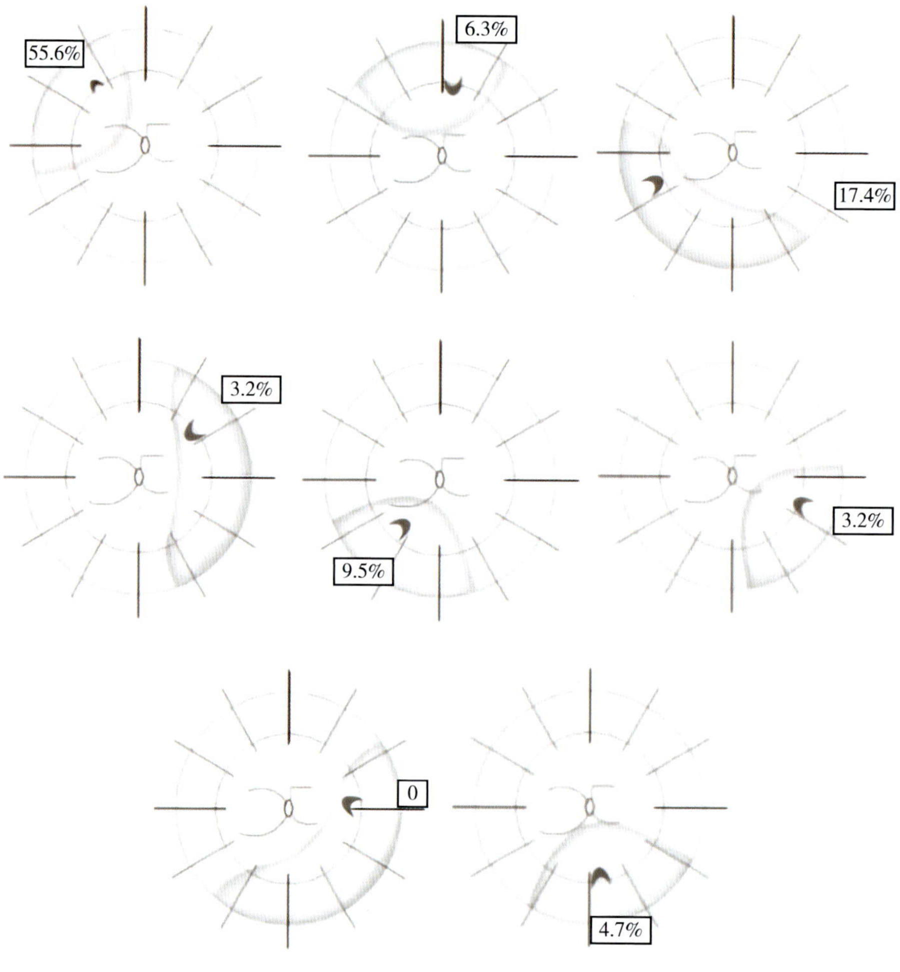

图3-9　63只眼孔源性视网膜脱离中视网膜裂孔分布象限比例

表3-1　63只眼视网膜脱离中视网膜裂孔分布情况

	眼数	撕裂	萎缩	颞上	颞下	颞侧	鼻上	鼻下	鼻侧	上方	下方
赤道部及赤道前	54（85.7%）	38（70.4%）	16（29.6%）	30（55.6%）	6（11.1%）	10（18.5%）	1（1.9%）	2（3.7%）	0	3（5.6%）	2（3.7%）
赤道后	9（14.3%）	6（66.7%）	3（33.3%）	5（55.6%）	0	1（11.1%）	1（11.1%）	0	0	1（11.1%）	1（11.1%）
合计	63（100.0%）	44（69.8%）	19（30.2%）	35（55.6%）	6（9.5%）	11（17.4%）	2（3.2%）	2（3.2%）	0	4（6.3%）	3（4.7%）

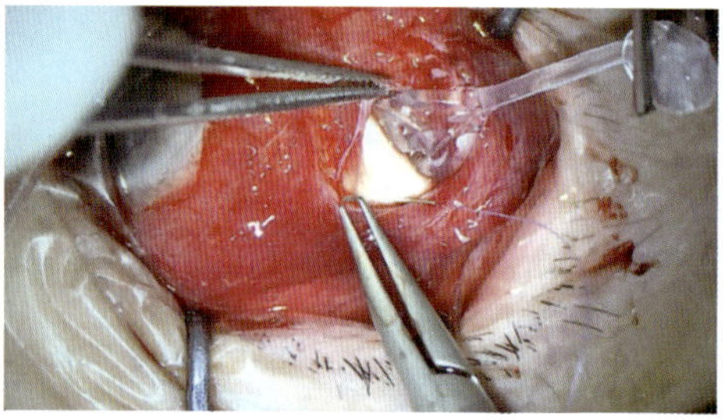

A

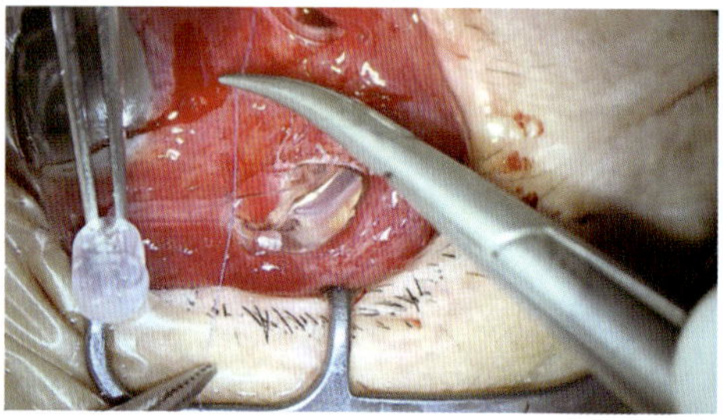

B

图3-10　球囊引流管缝线固定示意

注：A.带针缝线穿过巩膜浅层；B.将球囊引流管根部结扎固定。

山东烟台毓璜顶医院2022—2023年诊治孔源性视网膜脱离患者共323例，其中男性173例，女性150例，年龄13～88岁。视网膜裂孔以撕裂孔多见，共234例（72.7%）（表3-2、图3-11），合并格子样变性60例（18.6%），伴玻璃体积血15例（4.7%）。

视网膜裂孔引起视网膜脱离时，以颞侧视网膜裂孔为多见，尤其颞上视网膜裂孔发生率最高，32.2%～55.6%，其次为鼻上和上方（表3-1、表3-2，图3-11）。部分视网膜裂孔发生在格子样变性区，该区不仅视网膜萎缩变薄，而且与玻璃体粘连，一旦玻璃体变性、后脱离，势必对粘连处产生牵拉，以致裂孔形成（图3-12）。

表3-2　山东烟台毓璜顶医院眼科323例孔源性视网膜脱离中视网膜裂孔分布情况

	颞上	颞下	鼻上	鼻下	颞侧	鼻侧	上方	下方	多发	合计
撕裂孔	85（26.3%）	20（6.2%）	37（7%）	11（3.4%）	28（8.9%）	8（2.4%）	33（10.2%）	12（3.7%）	—	234（72.7%）
萎缩孔	17（5.28%）	5（1.6%）	3（0.9%）	—	2（0.6%）	2（0.6%）	5（1.6%）	9（2.8%）	—	43（13.3%）
巨大裂孔	2（0.6%）	—	—	—	3（0.9%）	—	1（0.3%）	—	—	6（1.8%）
多发裂孔	—	—	—	—	—	—	—	—	40（12.3%）	40（12.3%）
合计	104（32.2%）	25（7.8%）	40（12.4%）	11（3.4%）	33（10.2%）	10（3.1%）	39（12.1%）	21（6.5%）	40（12.3%）	323

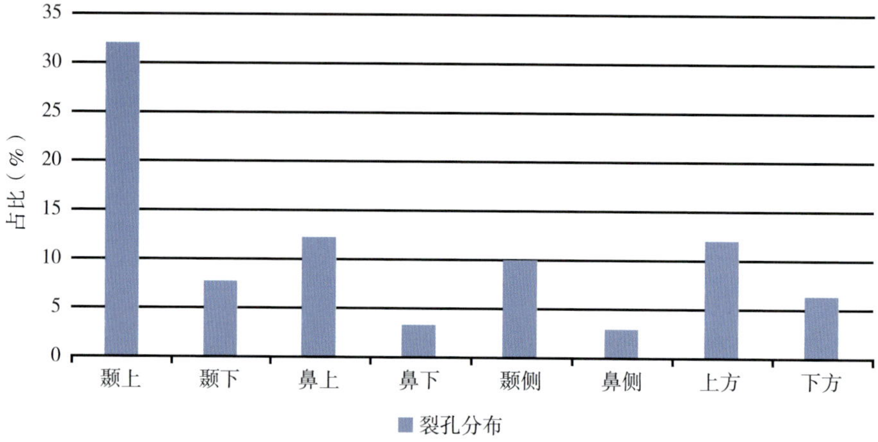

图3-11　视网膜裂孔分布

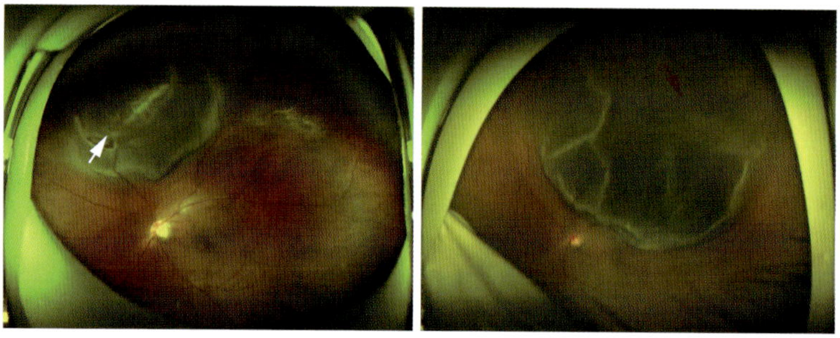

A　　　　B

图3-12　伴有变性区的孔源性视网膜脱离图像

注：A.左眼鼻上视网膜脱离，脱离区内可见条索样格子变性区（红色箭头），伴有视网膜裂孔（白色箭头），颞上周边视网膜也见一处约3个视盘直径大小格子样变性区（红色箭头）；B.上方视网膜脱离，呈大的球形隆起，脱离区内可见格子变性，呈条索样，裂孔在变性区内（红色箭头）。

第四章

·

视网膜裂孔与视网膜脱离的处理

概 述

大多数视网膜裂孔由玻璃体牵拉而引起，如果及时发现，仅有裂孔，未发生视网膜脱离或其周围局限性视网膜脱离，可在裂孔周围行激光光凝，以避免视网膜脱离（图4-1）。一旦视网膜脱离范围较大，则需考虑手术治疗。

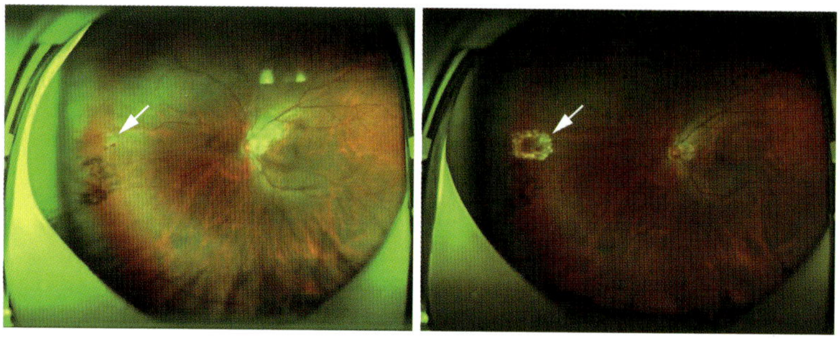

A B

图4-1 视网膜裂孔激光治疗前后图像

注：男性，50岁，左眼突感眼前细沙样混浊，检查眼底可见视网膜裂孔。A.眼底检查鼻侧近周边视网膜可见一个小的牵拉裂孔（箭头）；B.裂孔周围予以激光治疗（箭头）。

孔源性视网膜脱离手术治疗有两种方式，一种为外路法，即通过眼球外加压，实现视网膜复位；另一种为内路法，通过玻璃体切除，联合眼内气体或硅油填充实现视网膜复位（图4-2）。

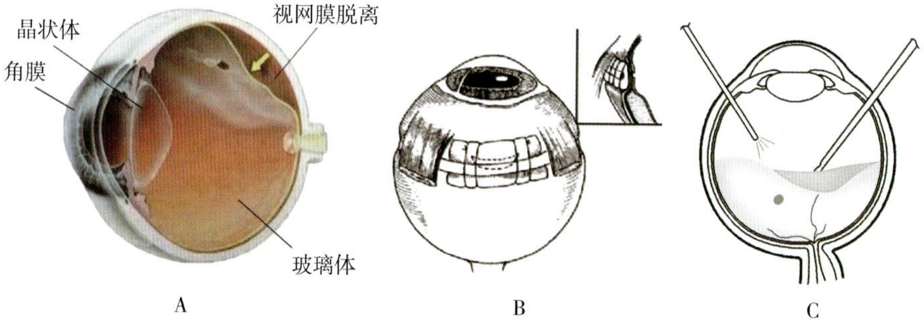

A B C

图4-2 孔源性视网膜脱离及不同手术方式示意

注：A.孔源性视网膜脱离，可见视网膜裂孔；B.外路法，巩膜扣带术，硅胶或硅海绵在巩膜外局部加压，或联合巩膜外环扎，并缝线固定；C.内路法，玻璃体手术。

第一节　外路法——巩膜外加压手术

通过眼球壁巩膜外加压封闭视网膜裂孔，又称巩膜扣带术（图4-3）。通常用的加压物由硅胶制成，临床常用两种类型，一种质地硬的硅胶带，另一种质地松软，似海绵状硅胶。

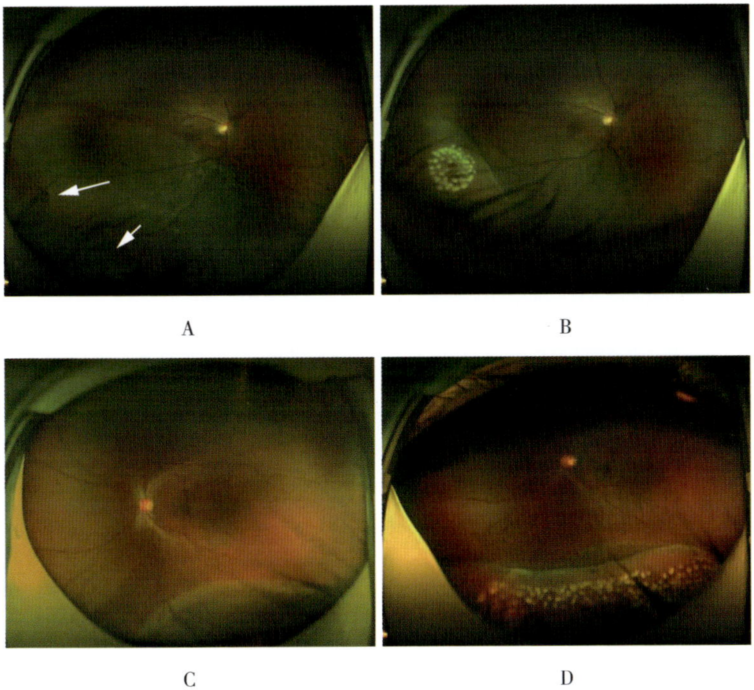

图4-3　孔源性视网膜脱离巩膜外加压手术前后图像

注：A. 右眼颞下视网膜脱离，其内可见视网膜裂孔（箭头）；B. 巩膜扣带术后激光治疗裂孔；C. 左眼下方视网膜脱离，伴格子样变性及视网膜裂孔；D. 巩膜局部外加压手术后视网膜脱离复位，激光光凝格子样变性区和裂孔。

外路法具有损伤相对小、术后恢复快、并发症少等优点，是孔源性视网膜脱离手术治疗的首选方式。近年来，我国眼科学者研发出折叠球囊顶压治疗孔源性视网膜的手术方式，以最小量的手术操作、最少的组织损伤、手术时间短等优点，对孔源性视网膜脱离治疗提出新的挑战，为孔源性视网膜脱离治疗开创了新的起点（图4-4）。

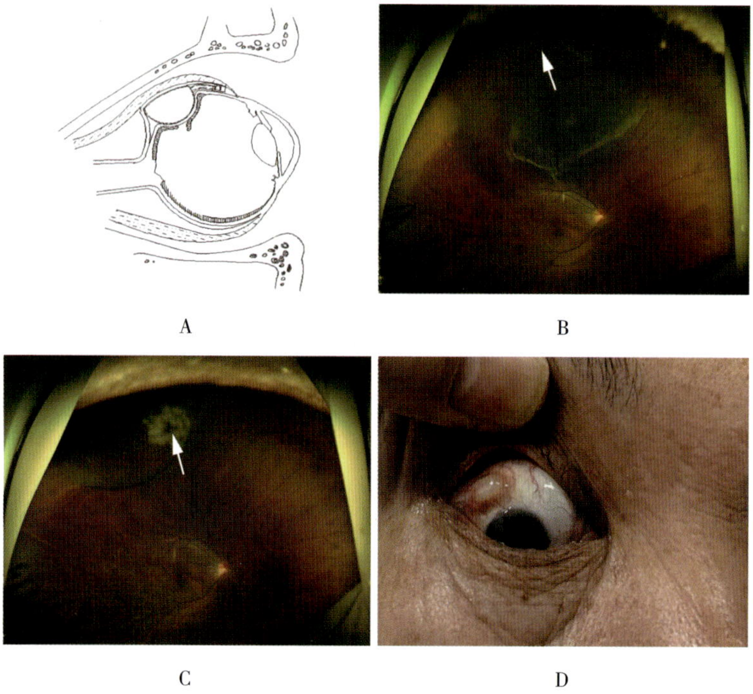

图4-4　孔源性视网膜脱离球囊顶压手术前后图像

注：A.球囊顶压视网膜裂孔部位示意图；B.球囊顶压手术前，右眼上方视网膜脱离伴有裂孔；C.球囊顶压手术后可见颞上隆起的球囊顶压嵴，裂孔在嵴上，予以激光光凝封闭视网膜裂孔；D.球囊顶压手术治疗孔源性视网膜脱离后，可见球结膜下、眼球表面隆起的注水阀和球囊。

第二节　内路法——玻璃体切除手术

通过玻璃体手术来复位视网膜，又称内路法（图4-5）。近年来，随着微创玻璃体手术的发展，通过玻璃体手术治疗孔源性视网膜脱离，已成为孔源性视网膜脱离手术方法选择之一，尤其是巨大视网膜裂孔、后极部视网膜裂孔、黄斑裂孔视网膜脱离手术治疗的重要方法（见第七章第二节）。

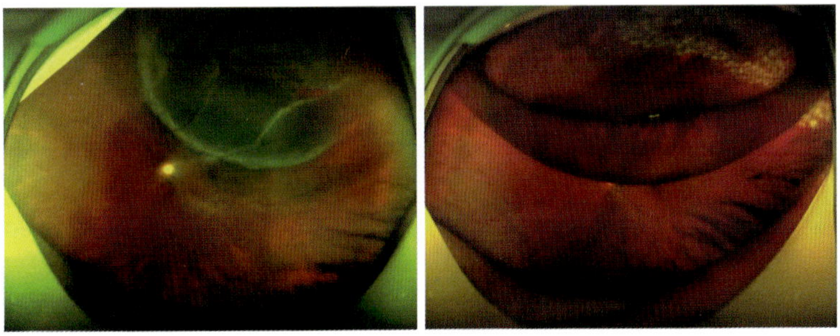

A　　　　B

图4-5　孔源性视网膜脱离玻璃体切除手术前后图像

注：A.左眼颞上孔源性视网膜脱离；B.左眼孔源性视网膜脱离行玻璃体切除联合眼内光凝、玻璃体腔气体充填手术治疗。

第五章

折叠球囊顶压手术

概 述

折叠球囊手术由视网膜脱离外路手术衍变而来（图5-1），是一种新的手术模式。经过几十年的临床实践和探索，折叠球囊手术能以最小的损伤、最好的效果治疗孔源性视网膜脱离。尤其对年老体弱、严重心脑血管疾病患者、孕妇及儿童孔源性视网膜脱离是最佳的手术方式选择。

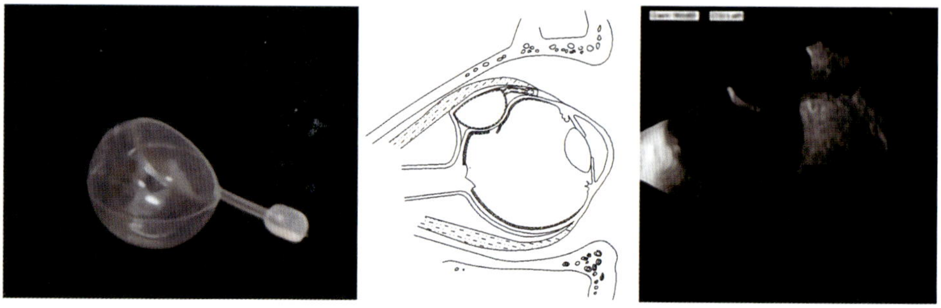

A　　　　B　　　　C

图5-1　球囊外观、手术示意及术后图像

注：A.球囊注水1.5ml，球囊呈一侧扁平的大半球形体，如果注水超过1.5ml，球囊呈球体；B.球囊在眶内眼球外顶压眼球治疗视网膜裂孔示意图；C.球囊手术后B超检查可见球囊内充满液体，似球形顶压眼球呈凹陷，形成球囊顶压巩膜嵴。

广东省中医院海南医院眼科中心通过30例各种类型的孔源性视网膜脱离球囊手术，采用“5不”或“6不”手术方式，简化手术操作，具有节省手术时间、手术创伤小、术后恢复快、并发症少等优点，实现了微创折叠球囊外路顶压治疗孔源性视网膜脱离，颠覆了Lincoff提倡的最小顶压及带管道的球囊手术，为孔源性视网膜脱离治疗开辟了新思路。

第一节　折叠球囊顶压手术前裂孔定位

孔源性视网膜脱离外路手术常需术中寻找视网膜裂孔，进行视网膜裂孔定位，确保扣带加压眼球在视网膜裂孔部位。球囊手术不需要术中裂孔定位，是球囊手术特点之一，这样不仅可减少手术操作，也节省手术时间，但球囊手术前需做眼底全景照相，进行视网膜裂孔定位。

一、视网膜裂孔钟点方位定位

孔源性视网膜脱离视网膜裂孔所在位置以时钟钟点确认视网膜裂孔方位，如右眼外直肌下视网膜裂孔，位于9：00钟点方位，上直肌下视网膜裂孔，位于12：00钟点方位，以此类推（图5-2、图5-3）。

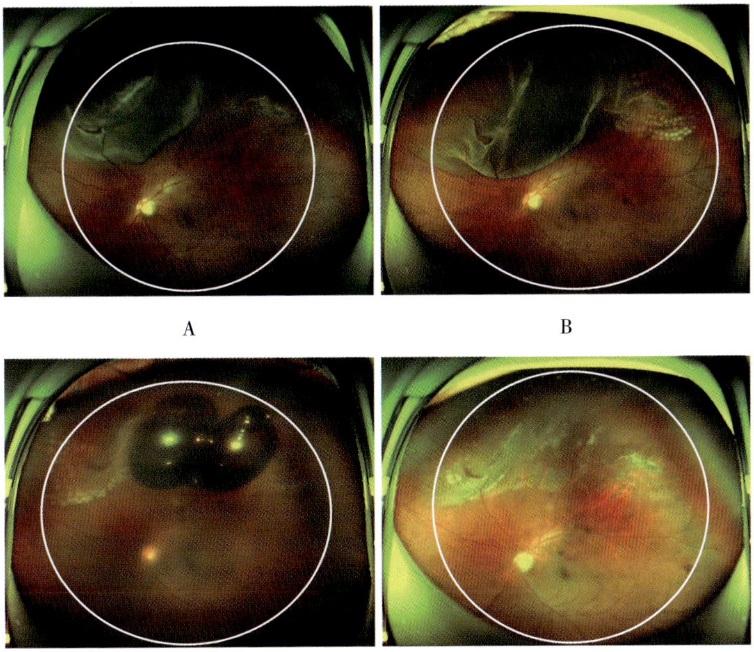

A　B

C　D

图5-2　视网膜裂孔钟点方位定位及球囊手术前后图像

注：A.左眼鼻上孔源性视网膜脱离，视网膜裂孔位于鼻上10：00钟点方位、赤道后；B.球囊外路顶压手术后第2天，球囊顶压嵴隆起，接近裂孔边缘，视网膜仍脱离；C.玻璃体注空气1ml后3天，裂孔位于嵴上，予以激光治疗；D.术后1个月，视网膜在位，裂孔周及视网膜变性区可见激光斑色素沉着。

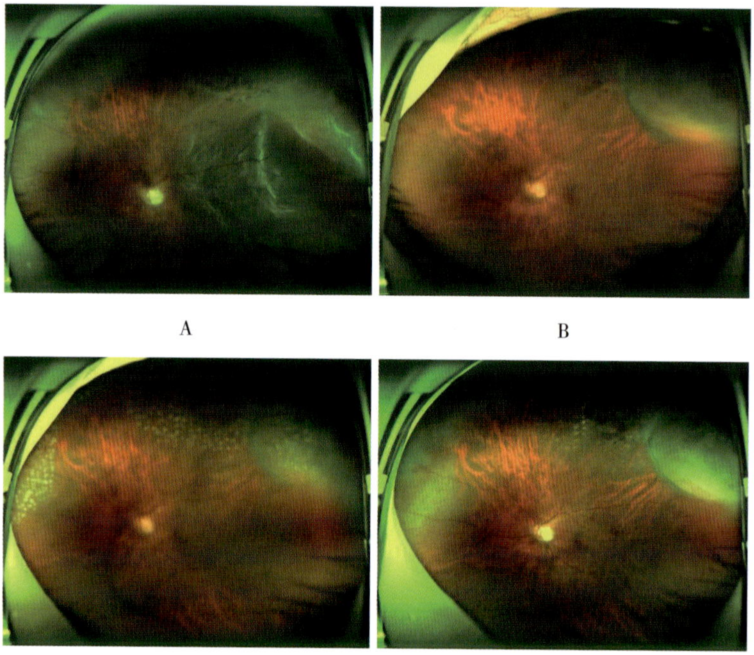

A B

C D

图5-3 视网膜裂孔钟点方位定位及球囊手术前后图像

注：A.左眼颞上视网膜脱离，累及黄斑，视网膜脱离上方1：00钟点方位可见陈旧裂孔，其周有色素性激光斑，视网膜脱离区2：00钟点方位可见裂孔，位于赤道前；B.球囊顶压术后可见颞上球形巩膜嵴，2：00钟点方位裂孔位于嵴上，1：00钟点方位裂孔位于嵴旁，视网膜脱离复位；C.视网膜裂孔及变性区激光治疗；D. 3周后眼底检查可见视网膜在位，激光斑少许色素增生。

二、视网膜赤道部为基准确定裂孔位置

眼球和眼底组织解剖位置可见脉络膜涡静脉位于眼底赤道部，涡静脉在眼球外角膜缘后14.5mm，因此，以赤道部为依据确定裂孔所在部位（图5-4），这样球囊顶压时以上述裂孔位置确定巩膜外球囊顶压裂孔位置。

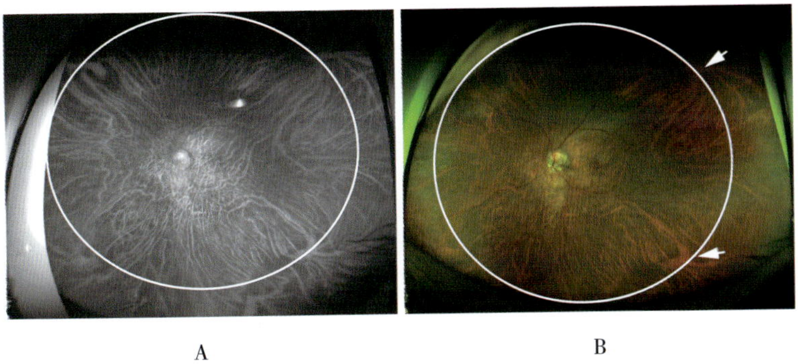

图5-4　涡静脉眼底图像

注：A.无赤光眼底全景像，以赤道部涡静脉为标志将视网膜裂孔定位；B.眼底全景彩色像，也清楚显示涡静脉（箭头）。

第二节　折叠球囊顶压手术适应证

折叠球囊手术是外路视网膜脱离手术的一种新的治疗模式，凡是适应外路巩膜扣带术的视网膜脱离都适应球囊手术。此外，轻度增生性局部视网膜脱离也可采用球囊手术。不适应球囊手术的视网膜脱离包括：后极部视网膜裂孔、黄斑裂孔、巨大视网膜裂孔，以及牵拉性视网膜脱离、渗出性视网膜脱离。

第三节　折叠球囊手术所需器械

球囊手术是一种外眼手术，可在手术显微镜下进行，也可在无影灯下手术。手术器械主要以外路视网膜脱离手术器械为主，其中有刻度的剥离器和球囊植入镊是球囊手术特需的手术器械（图5-5）。

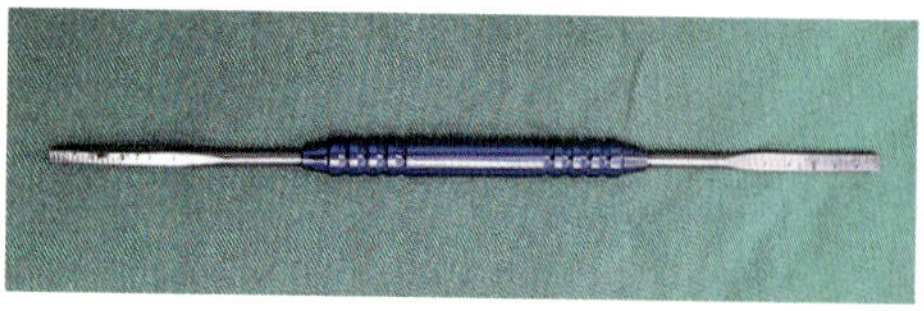

A

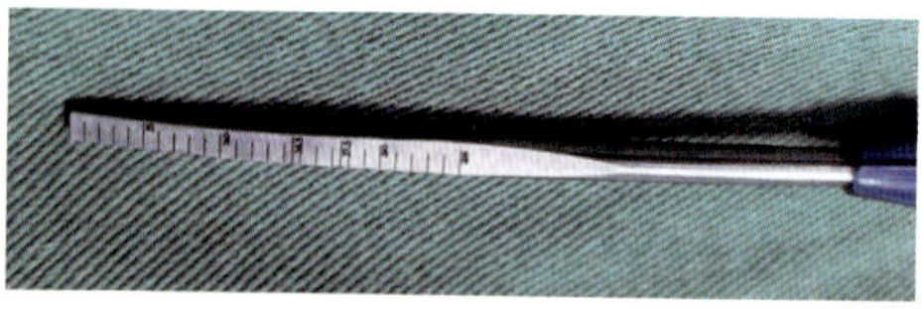

B

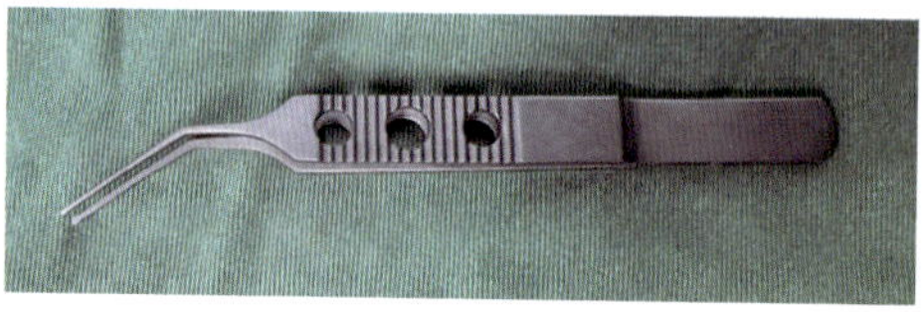

C

图5-5　球囊手术特需器械

注：A.带刻度的球囊手术剥离器，一边宽度为3mm，另一边宽度为2.5mm；B.剥离器两端刻度长度均为25mm；C.球囊植入镊，外观类似于晶体植入镊，镊子尖端为圆形、扁平状。

手术器械如下（图5-6）。

（1）显微持针器，结膜剪刀和大剪刀，开睑器，2个斜视钩。

（2）常规大镊子（有齿、无齿）；显微镊子（有齿、无齿）。

（3）带刻度剥离器、球囊植入镊。

（4）25G注射针头及2.5ml注射器（结膜下麻醉用）。

（5）30G注射针头及5ml注射器（用于球囊注水，细针穿刺球囊注水阀，术后不易漏水）。

（6）5-0非吸收性外科缝线（固定球囊注水管），8-0可吸收性外科缝线（缝合球结膜切口）。

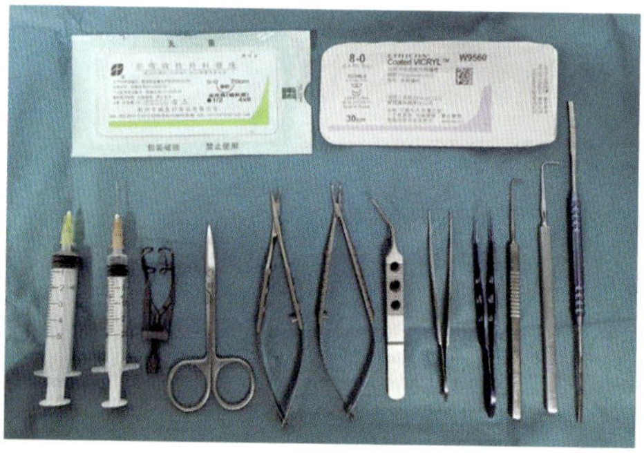

图5-6　球囊手术器械图

第四节　折叠球囊顶压手术方法

折叠球囊手术可在局麻下进行。在视网膜裂孔部位行球结膜下麻醉，常用麻醉药利多卡因，用25G针进针到球结膜下巩膜表面，注入麻醉药1.5～2.0ml，可见局部球结膜隆起，用棉签赶压隆起球结膜，使麻醉药向后及四周漫开，球结膜隆起变低平。距角膜缘5mm切开球结膜5～7mm，直达巩膜表面，然后用剥离器沿巩膜表面，朝向视网膜裂孔方向钝性分离球筋膜，深度根据视网膜裂孔的位置而定。为球囊植入制作位置空间。

球囊植入前需球囊注水，检查球囊是否有漏水现象。用球囊植入镊将折叠球囊夹住，沿着巩膜表面经球结膜切口植入到裂孔处巩膜表面，用25G针头进行前房穿刺，降低眼压，然后用30G针头经注水阀向球囊注水1.5～2.5ml，注水量多少根据视网膜脱离的状态而定。如果为新鲜视网膜脱离，裂孔不大，则注水量小；如果视网膜脱离时间较长，有增生现象，或裂孔较大，或视网膜脱离较高，球形脱离，则注水量大。球囊注水时要注意球囊的位置，如果裂孔位于赤道前或赤道后，球囊注水隆起后易向前或向后移动，此时需巩膜缝线固定球囊引流管一针，减少术后球囊移位。为了让球囊更有效加压眼球，球囊注水时或注水后则可进行前房第二次穿刺放液，充分降低眼压。

球囊注水后将注水阀放置在球筋膜下，缝合球结膜切口时连带球筋膜缝合，防止术后注水阀暴露于球结膜外。

术后嘱咐患者前两天减少眼球活动，体位不受限制。大多数球囊顶压后新鲜视网膜脱离24小时内即可见视网膜脱离复位，裂孔在球囊顶压嵴上，可予以激光封闭视网膜裂孔。对于视网膜脱离时间较长，有增生现象，则视网膜脱离复位延迟。如果术后48小时视网膜脱离不复位有以下几种情况：①球囊顶压位置偏离。②球囊顶压位置正，术前视网膜脱离时间较长，有增生表现，如果为前者，可考虑再次手术，调整球囊位置；后者可考虑玻璃体注空气1ml，注气后采取裂孔朝上体位，通过空气表面张力封闭视网膜裂孔。

第六章

•

折叠球囊顶压手术病例分享

概　述

球囊顶压手术是一种微创视网膜脱离手术，是新的视网膜脱离手术模式，也是需要临床不断探索的手术。尽管目前球囊手术仍处于实践和了解球囊植入后与眼球、球周及眶内组织相互依赖关系的探索中，与其他类型视网膜脱离手术相比，球囊手术具有操作简单、创伤小、恢复快、可重复手术等优点，但手术实施于不同的患者，也难免出现一些与手术医师愿望不符的问题，主要是球囊手术后球囊移位，不能有效地顶压视网膜裂孔，以致术后视网膜脱离没有复位。鉴于此，希望手术医师不断积累经验，不断完善手术方法，故将我们临床上各部位视网膜裂孔及视网膜脱离手术遇到的问题及处理方法与大家分享，以进一步提高球囊手术水平。

第一节　颞上视网膜裂孔视网膜脱离球囊顶压手术

颞上视网膜是孔源性视网膜脱离的好发部位，约56%的视网膜裂孔发生于颞上。颞上视网膜脱离容易累及黄斑，因此，临床表现除鼻下视野缺损外，中心视力也受到不同程度的影响。颞上视网膜脱离由于裂孔位于颞上、上直肌与外直肌之间，球囊顶压手术较其他部位更容易操作，手术部位视野暴露好，节省手术时间。

手术方法（图6-1）

（1）2%利多卡因注射液于颞上球结膜下注射，据角膜缘后2～3mm或5～6mm处平行角膜缘切开球结膜5～8mm。

（2）沿巩膜表面裂孔方向纵向钝性分离球筋膜，直到视网膜裂孔部位。

（3）将FCB折叠后紧贴于巩膜表面置于视网膜裂孔部位。

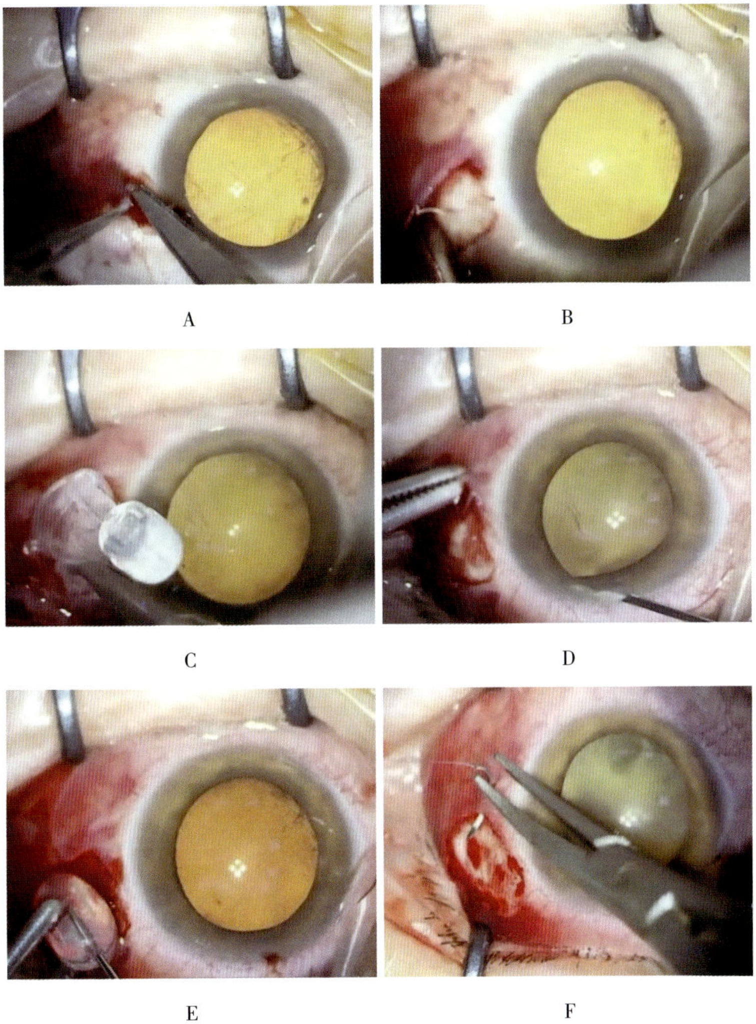

图6-1　球囊手术步骤

注：A.据角膜缘后2mm处平行角膜缘切开球结膜5mm；B.延经线纵向钝性分离球筋膜；C.将折叠球囊紧贴巩膜表面置于视网膜裂孔对应部位；D.前房穿刺放液降低眼压；E.向球囊内注入无菌生理盐水；F.缝合球结膜切口。

（4）前房穿刺放液。

（5）经引流阀向FCB内注入无菌生理盐水，根据视网膜脱离的程度，总注水量为1.5～2.3ml。

（6）将引流阀横向折叠埋入球筋膜下，缝合球结膜切口。

典型病例1

女性，58岁，主诉：左眼视力下降半个月。既往史：无特殊。诊断：左眼孔源性视网膜脱离（图6-2）。2023年5月30日于广东省中医院海南医院眼科中心完成首例“6不”法折叠球囊顶压手术。

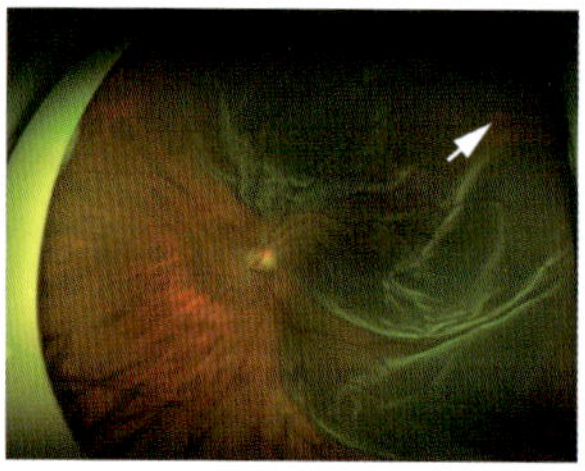

A

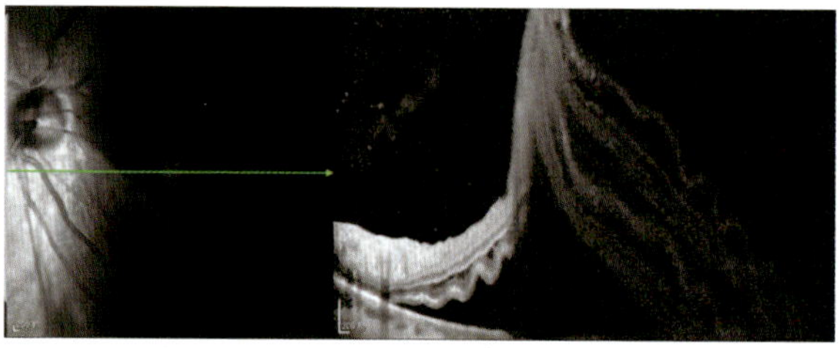

B

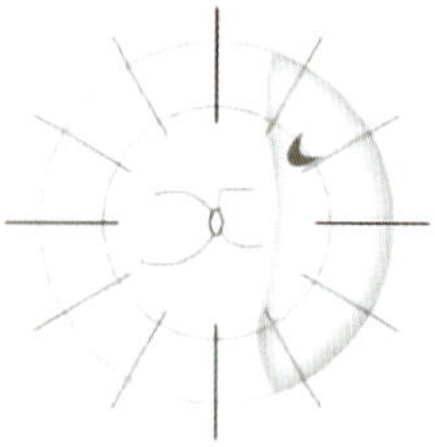

C

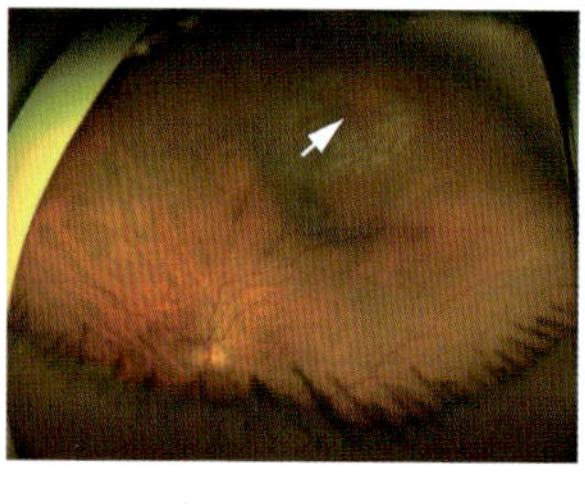

D

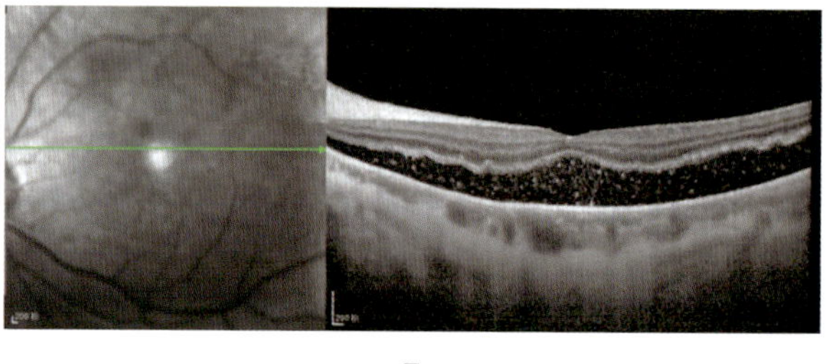

E

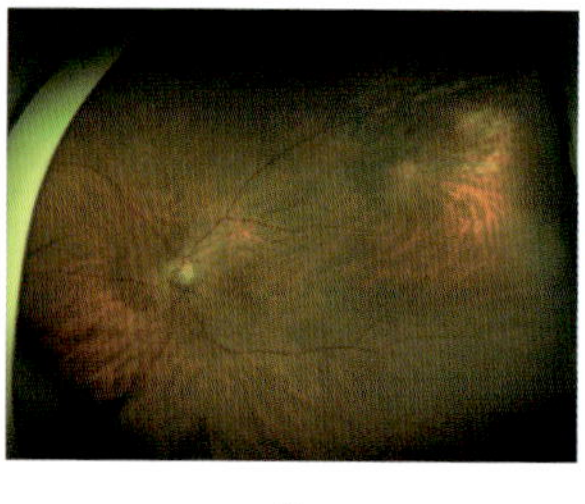

F

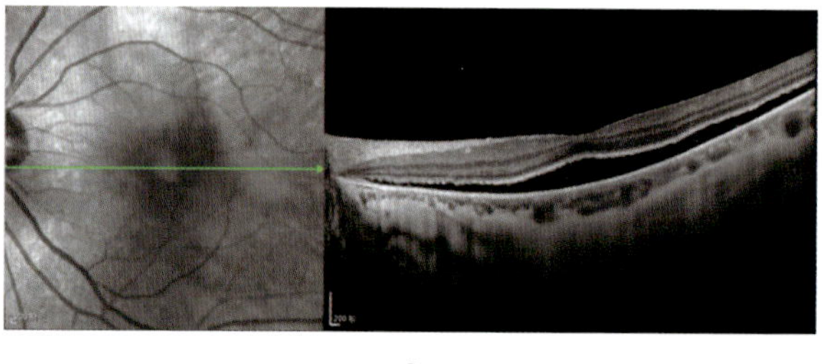

G

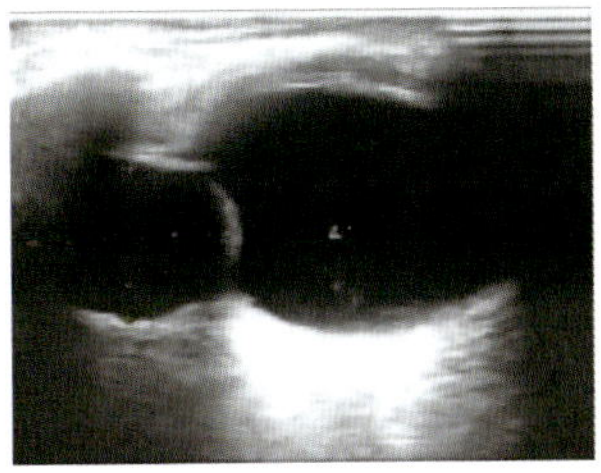

H

图6-2　颞上视网膜裂孔视网膜脱离球囊手术前后图像（1）

注：A.术前左眼颞上马蹄形视网膜裂孔（箭头），颞半侧视网膜高度隆起，脱离累及黄斑；B.术前左眼OCT，黄斑区视网膜神经上皮脱离；C.视网膜裂孔定位图（裂孔位于颞上赤道部）；D.术后第2天，视网膜复位，球囊顶压嵴及裂孔周围视网膜激光斑清晰可见（箭头）；E.术后第2天OCT，黄斑区视网膜下液明显吸收；F.术后12周，颞上可见顶压嵴及陈旧视网膜激光斑；G.术后12周OCT，黄斑区视网膜下液较前进一步吸收；H.术后12周眼球超声，顶压球囊清晰可见。

典型病例 2

男性，55岁，主诉：右眼视力下降半个月。既往史：无特殊。诊断：右眼孔源性视网膜脱离（图6-3）。

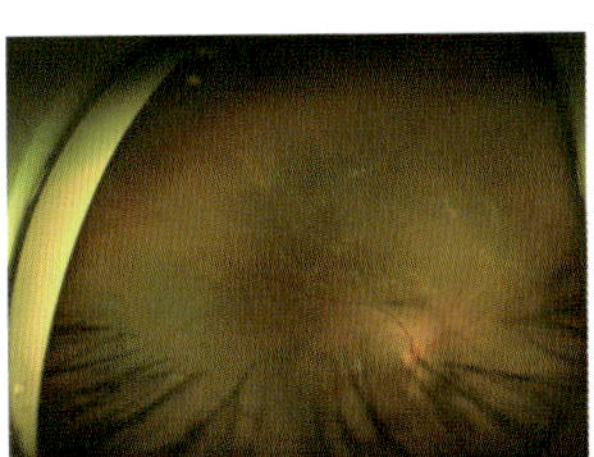

A

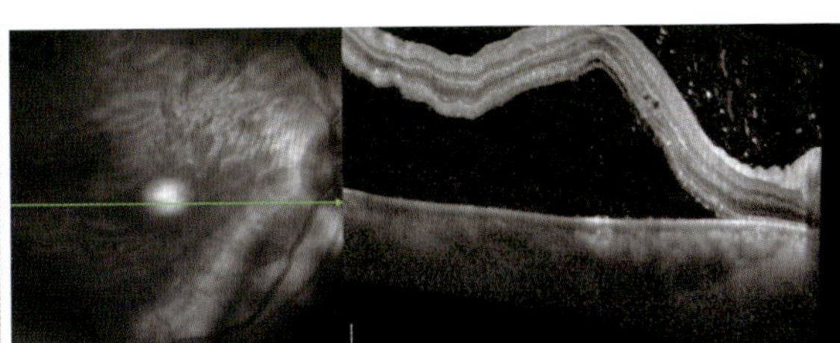

B

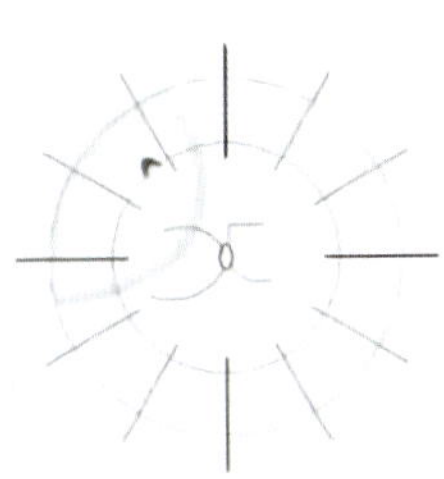

C

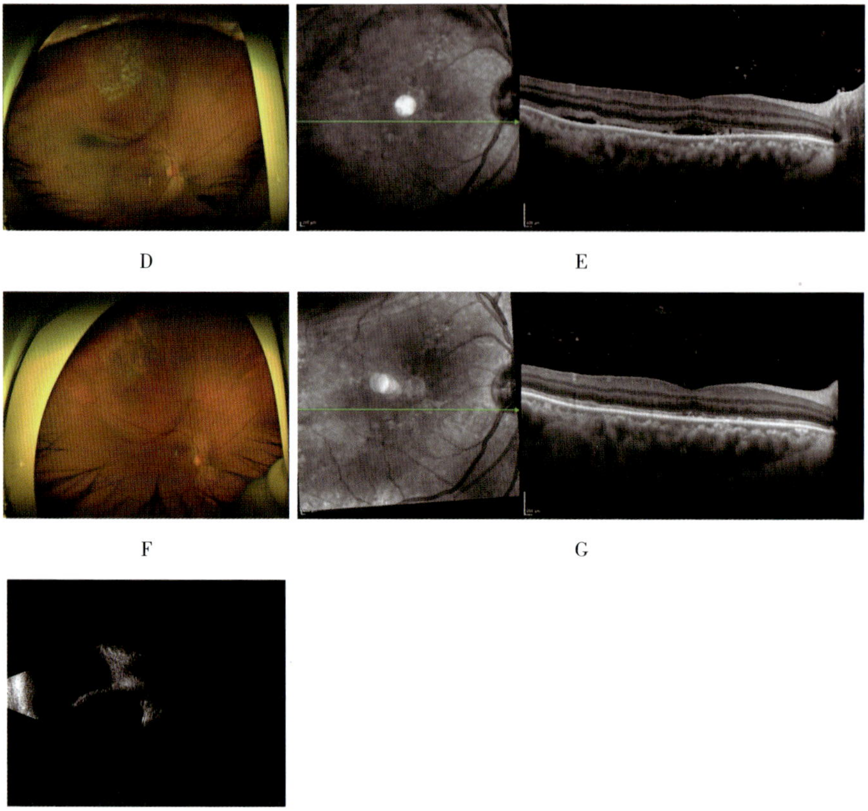

图6-3　颞上视网膜裂孔视网膜脱离球囊手术前后图像（2）

注：A.术前广角眼底照相示右眼上方及颞侧视网膜灰白色隆起，颞上赤道前可见三角形视网膜裂孔；B.OCT示黄斑区视网膜神经上皮脱离，大量视网膜下液；C.视网膜裂孔定位图（裂孔位于颞上赤道前）；D.术后第1天，眼底像可见颞上球囊顶压嵴，裂孔位于嵴上，孔周可见激光治疗灰白色斑，视网膜下液基本吸收；E.OCT示黄斑区视网膜神经上皮下积液基本吸收；F.术后2周，视网膜平伏，裂孔周围激光斑色素增生；G.OCT示黄斑区视网膜神经上皮层复位；H.术后右眼B超可见清晰球囊轮廓及顶压嵴。

手术要点

注意掌握球筋膜分离深度与宽度，避免分离面积过大，引起术后球囊滑动。

第二节　颞下视网膜裂孔视网膜脱离球囊顶压手术

9.9%～11.1%裂孔发生在颞下视网膜，引起视网膜脱离。由于视网膜裂孔靠近下直肌，球囊植入后常因眼球活动导致球囊移位，视网膜裂孔不能被有效地顶压，失去球囊顶压使视网膜裂孔与其下组织贴附的作用，以致视网膜脱离不能复位。此外，由于下方眼窝较浅，植入的球囊易向前移位。为了防止球囊移位，在球囊植入时应将球囊植入裂孔位置偏后，也可球囊颈部缝线固定一针。

手术方法

（1）裂孔方位球结膜麻醉。

（2）距角膜缘5mm切开球结膜及球筋膜组织，暴露巩膜。

（3）沿巩膜表面向球囊植入裂孔方向钝性分离球筋膜。

（4）距角膜缘10mm做巩膜预置缝线一针，待固定球囊。

（5）将球囊折叠后用镊子植入裂孔部位，宜向后放置3～5mm。

（6）前房穿刺放液，降低眼压。

（7）30G针头扎入球囊引流阀，向球囊注水1.5～2.0ml（根据裂孔大小、视网膜脱离高度而定）。

（8）如果注水过程中眼压高则需再次前房放液。

（9）球囊颈部引流管结扎预置缝线固定球囊。

（10）将球囊注水阀放置球囊旁球筋膜下，缝合球结膜及球筋膜切口。

典型病例 3

女性，27岁，因“双眼视力下降半年余”入院。既往史：双眼高度近视。右眼底颞下视网膜5：00～8：00钟点方位呈青灰色隆起脱离，赤道部6：30及7：00钟点方位可见两个鱼嘴形裂孔，大小约1.5PD，周边视网膜可见变性区，黄斑中央凹光反射未见（图6-4）。

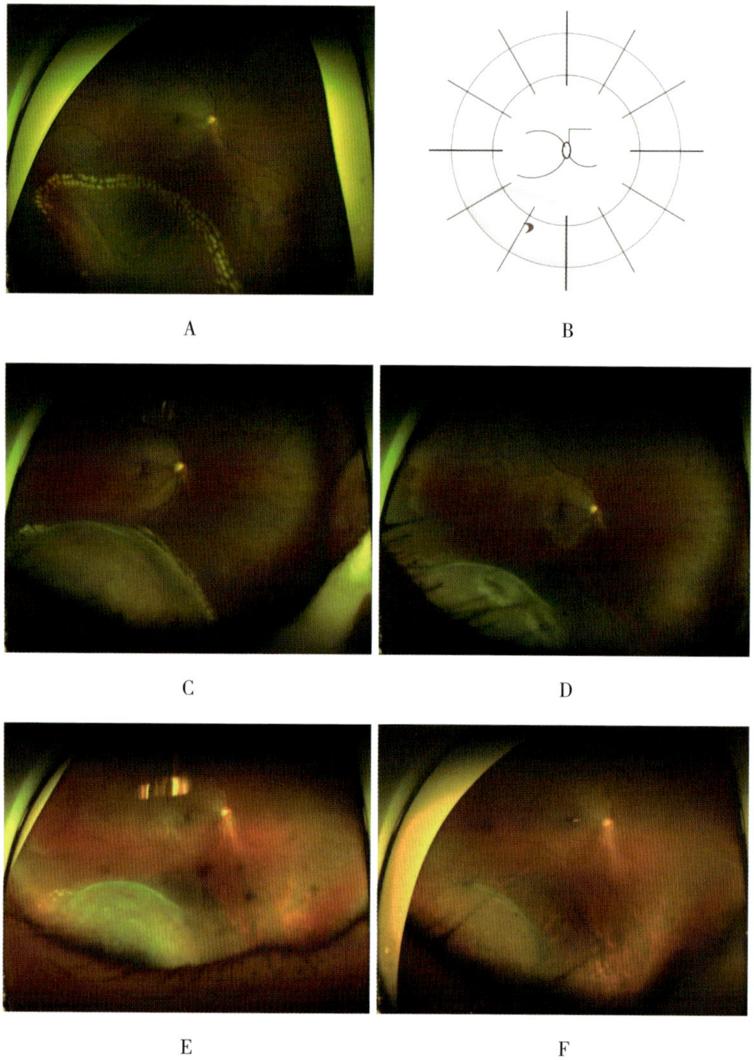

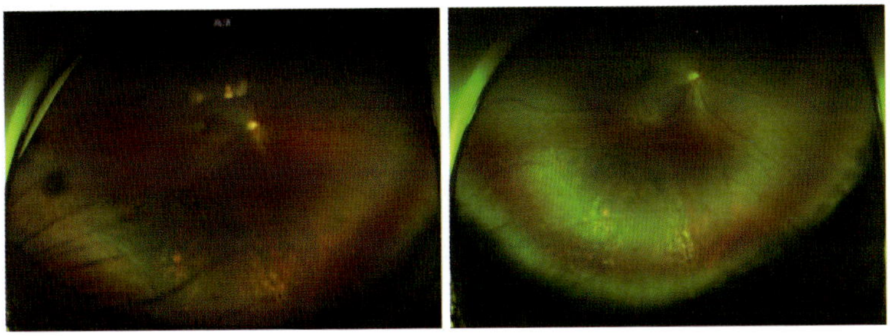

G　　　　　　　　　　H

图6-4　颞下视网膜裂孔视网膜脱离球囊手术前后图像

注：A.右眼颞下视网膜脱离，其内视网膜可见较大范围变性区伴有多发裂孔，视网膜脱离边缘可见灰白色激光治疗斑，球囊顶压后位置不正；B.视网膜裂孔定位图（裂孔位于颞下赤道前）；C.球囊位置调整后，巩膜嵴有效地顶压视网膜变性区及视网膜裂孔；D.激光封闭裂孔；E.术后1周球囊顶压嵴明显隆起，其上裂孔周围视网膜可见略显色素的激光斑；F.术后1个月球囊顶压嵴明显，嵴上裂孔周围视网膜可见色素性激光斑，嵴下鼻侧视网膜仍局部脱离；G.术后3个月，未见视网膜脱离；H.经结膜穿刺球囊体部，放出球囊内液体，巩膜嵴变平，随即患者复视症状明显减轻，视网膜在位，可见色素性激光斑。

手术要点

（1）由于下方眼窝浅，植入的球囊易向前移位，故球囊植入位置比事先计算的靠赤道部偏后，同时需将引流管缝线固定巩膜一针。

（2）缝合球结膜切口时要注意缝合球筋膜，防止球囊暴露。

第三节　鼻上视网膜裂孔视网膜脱离球囊顶压手术

据海南省中医院眼科中心对近两年孔源性视网膜脱离的初步统计，孔源性视网膜脱离中约3%视网膜裂孔位于鼻上。鼻上裂孔视网膜脱离手术操作与颞上视网膜裂孔相比，操作视野相对较小，不如颞上视网膜裂孔术野容易暴露。此外，由于眶上神经走行在此部位，球囊植入后有的患者出现疼痛不适感及眼球运动障碍，此种情况下，2周后可考虑球囊取出术。

手术方法

同颞上视网膜裂孔视网膜脱离手术方法。

典型病例 4

女性，45岁，主诉：左眼视物遮挡感2周。既往史：双眼高度近视。诊断：左眼孔源性视网膜脱离（图6-5）。

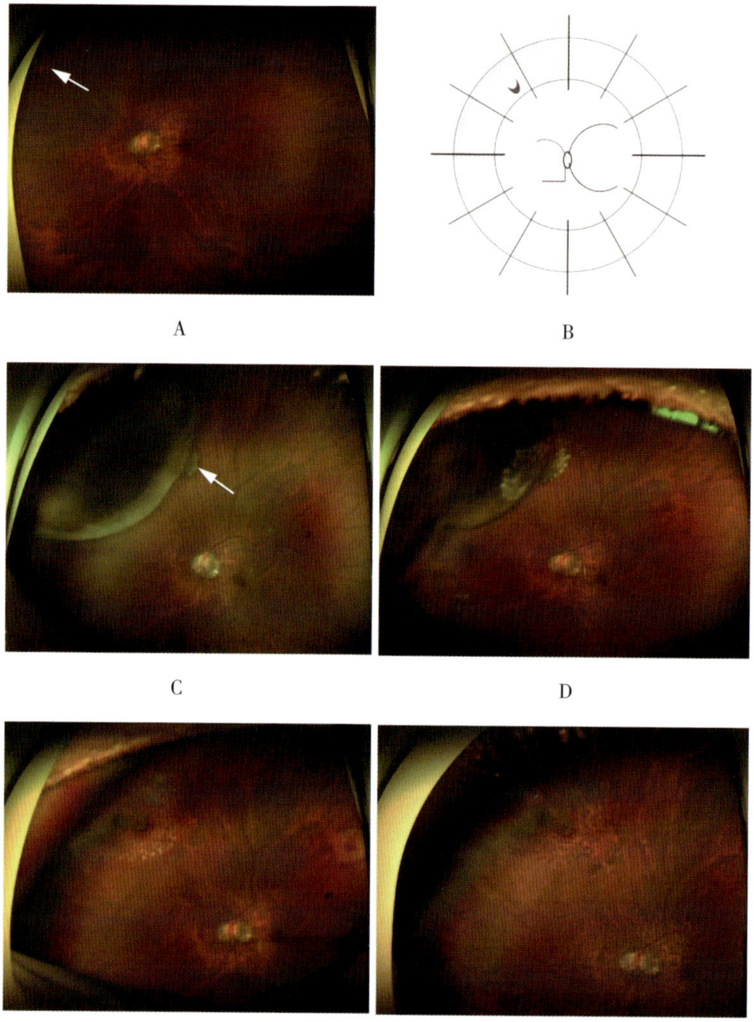

A B C D E F

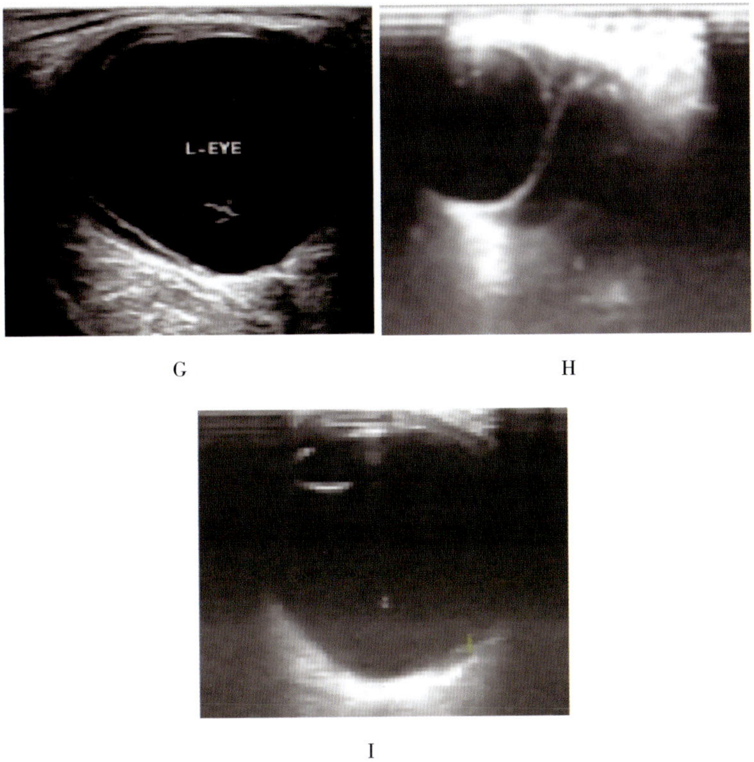

图6-5　鼻上视网膜裂孔视网膜脱离球囊手术前后图像

注：A.术前左眼鼻上马蹄形视网膜裂孔（箭头），鼻上象限视网膜灰白色隆起；B.视网膜裂孔钟点方位定位10：30，裂孔位于赤道前；C.术后第2天，球囊顶压嵴清晰可见，裂孔略偏位（箭头），位于顶压嵴侧方呈“苍蝇拍效应”，视网膜下液吸收；D.术后第2天，视网膜激光光凝后，裂孔周围激光斑清晰可见；E.因左眼术后眼球运动受限，4周后行球囊取出第1天，视网膜平伏在位，补加裂孔周围激光光凝；F.球囊取出术后4周，视网膜脱离无复发，裂孔周围可见陈旧激光斑；G.眼球彩超：术前左眼玻璃体腔内异常反光条带，提示视网膜脱离；H.球囊顶压术后第2天，球囊清晰可见；I.球囊取出术后，视网膜仍在位。

手术要点

（1）注意裂孔的位置，赤道前或赤道后裂孔需缝线固定一针。

（2）根据视网膜裂孔距角膜缘的距离，沿巩膜表面分离其上组织，达到预测裂孔的深度。

第四节　锯齿缘离断视网膜脱离球囊顶压手术

锯齿缘离断视网膜脱离是球囊顶压手术的一个特殊部位手术，因为裂孔偏于眼球前部，若顶压球囊放置于赤道前，由于眼球前部缺乏眶周组织的支撑，此处球囊顶压嵴不如后部球囊顶压后易形成巩膜嵴。此外，球囊顶压术后球囊易向前移动，睑裂部位即可见球囊隆起在球结膜下。因此，手术时要考虑这些因素，放置球囊时宜偏后，同时球囊引流管需巩膜缝线固定一针，防止球囊向前移位。

手术方法

（1）裂孔方位球结膜麻醉。

（2）距角膜缘5mm切开球结膜及其下球筋膜组织，暴露巩膜。

（3）沿巩膜表面向球囊植入裂孔方向钝性分离球筋膜。

（4）距角膜缘10mm做巩膜预置缝线一针，待固定球囊。

（5）将球囊折叠后用镊子植入裂孔部位，宜向后放置。

（6）前房穿刺放液，降低眼压。

（7）30G针头扎入球囊引流阀，向球囊注水1.5～2.0ml（根据裂孔大小、视网膜脱离高度而定）。

（8）如果注水过程中眼压高则需再次前房放液。

（9）球囊颈部引流管结扎预置缝线固定球囊。

（10）将球囊注水阀放置球囊旁球筋膜下，缝合球结膜及球筋膜切口。

典型病例5

女性，31岁，主诉：右眼视力下降4天。既往史：无特殊。诊断：右眼视网膜脱离，锯齿缘离断（图6-6）。

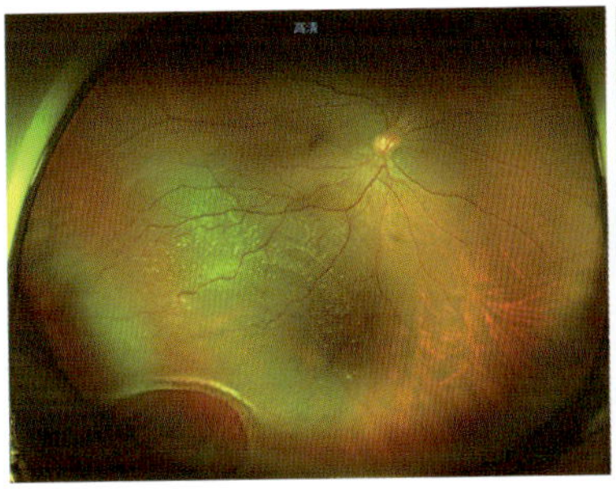

A

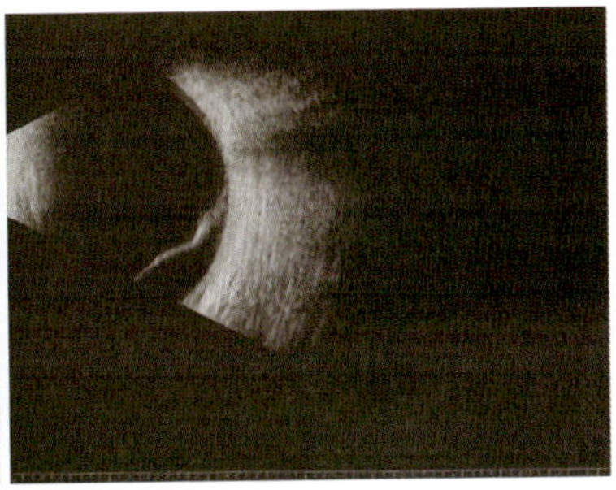

B

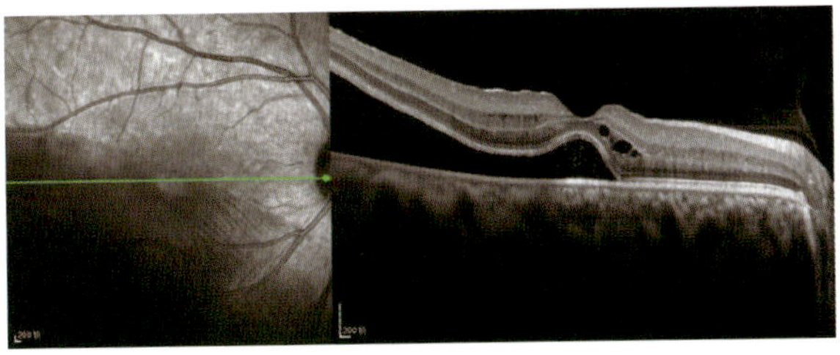

C

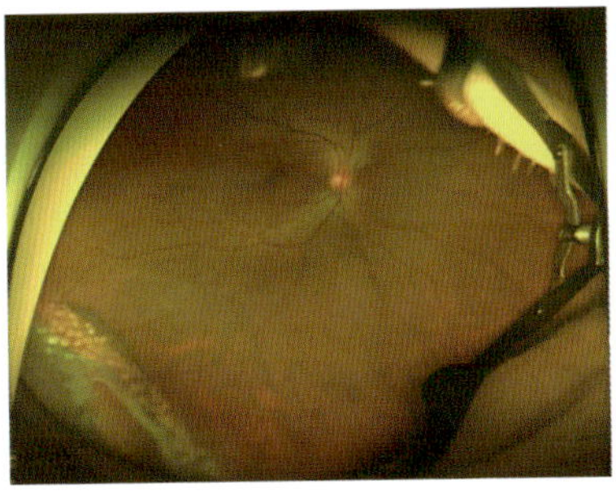

D

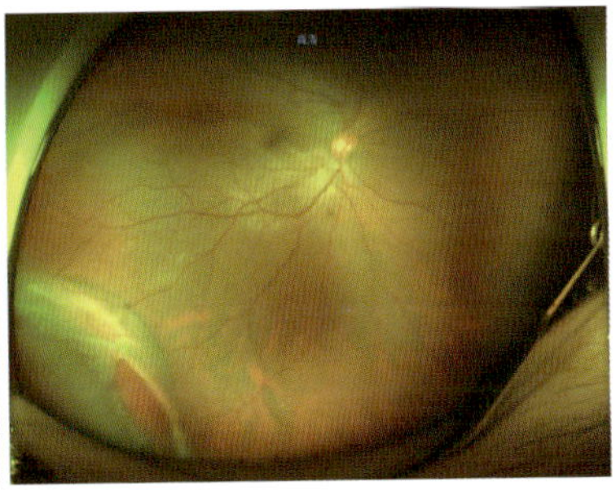

E

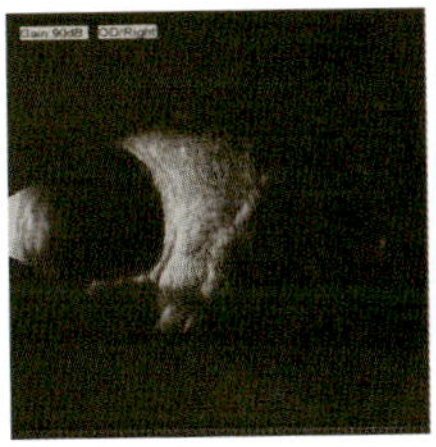

F

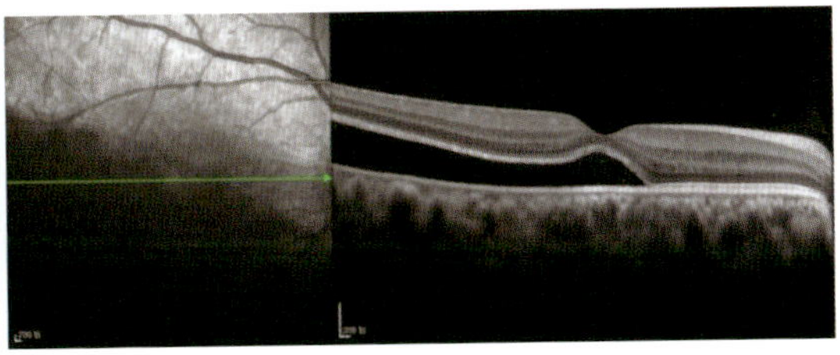

G

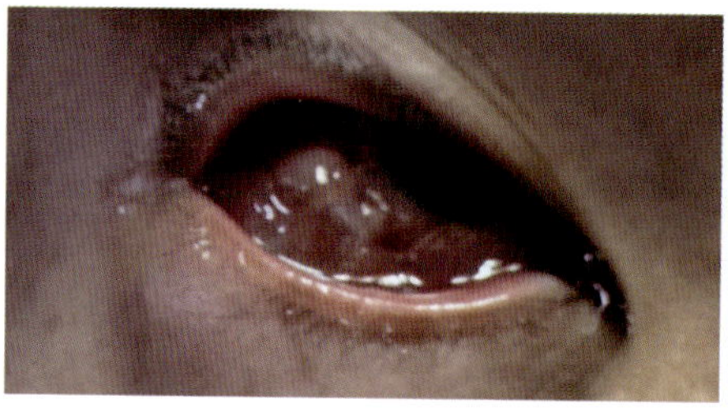

H

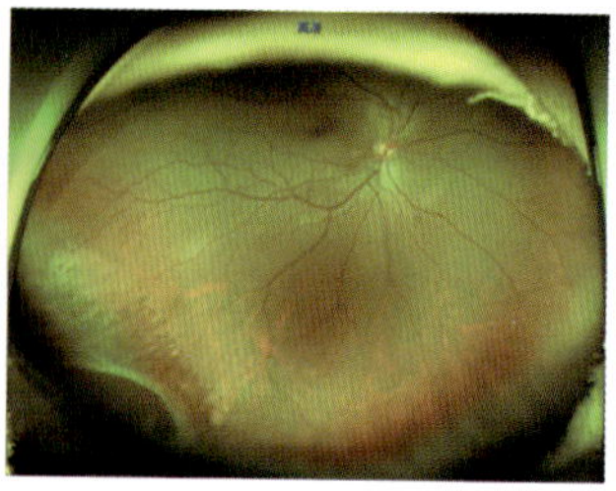

I

图6-6　锯齿缘离断球囊手术前后图像

注：A.右眼颞下视网膜脱离，可见锯齿缘离断；B. B超提示视网膜明显脱离；C. OCT可见黄斑受累，神经上皮脱离，中央凹附近可见囊样水肿；D.术后第2天，可见球囊顶压处巩膜嵴明显，裂孔在嵴上；E.予以激光封闭视网膜裂孔，裂孔周围可见新鲜激光斑；F. B超可见球囊顶压处巩膜凹陷，形成隆起的巩膜嵴；G. OCT示黄斑脱离好转，神经上皮内囊腔消失；H.手术部位球结膜水肿隆起；I.术后第25天，球囊取出，可见视网膜复位，锯齿缘离断周围可见色素性激光斑。

手术要点

（1）沿巩膜表面裂孔方向钝性分离巩膜表面组织及球筋膜。

（2）植入球囊在裂孔部位向后2～3mm。

（3）球囊巩膜缝线固定。

（4）缝合球筋膜及结膜切口。

手术并发症

局部球结膜水肿隆起，球囊取出后可恢复。

第五节　鼻下视网膜裂孔视网膜脱离球囊顶压手术

据广东省中医院海南医院眼科中心和山东烟台毓璜顶医院眼科统计，3.2%～3.4%孔源性视网膜脱离发生在鼻下。鼻下眼窝较浅，球囊植入后球囊容易移位。因此，位于赤道前的视网膜裂孔，植入球囊时位置宜偏后；植入球囊后需缝线固定巩膜一针。

手术方法

（1）鼻下球结膜下麻醉。

（2）距角膜缘5mm切开鼻下球结膜，暴露巩膜。

（3）沿着巩膜表面，朝向裂孔方向钝性分离球筋膜，深度超出裂孔位置2mm。

（4）沿巩膜表面植入球囊于裂孔部位偏后一些。如果裂孔位于赤道前，植入球囊后需将引流管缝线固定巩膜一针。

（5）前房穿刺，降低眼压。

（6）球囊注水，根据视网膜脱离的程度，注水量1.5～2.3ml。

（7）缝合球筋膜和球结膜。

典型病例 6

男性，50岁，主诉：右眼视力下降1月余。既往史：无特殊。诊断：右眼孔源性视网膜脱离（图6-7）。

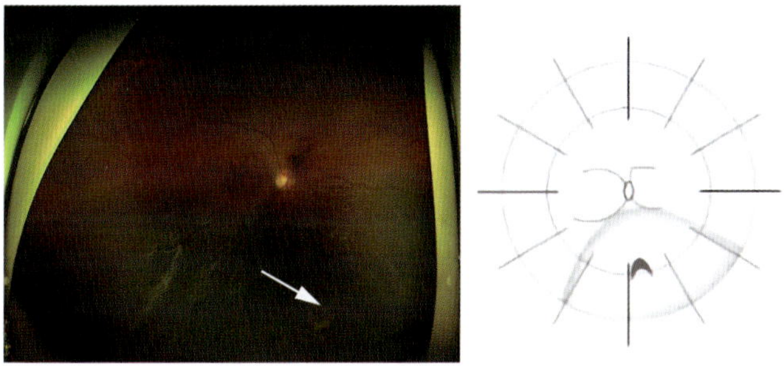

A　　B

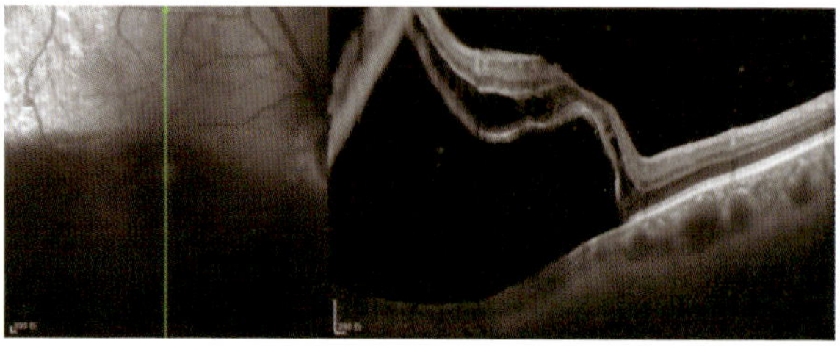

C

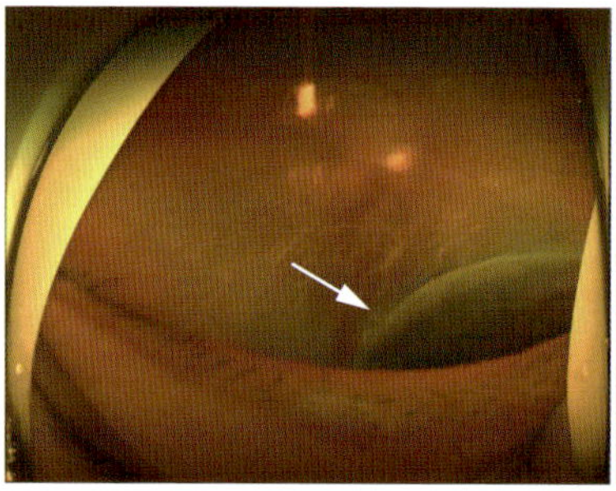

D

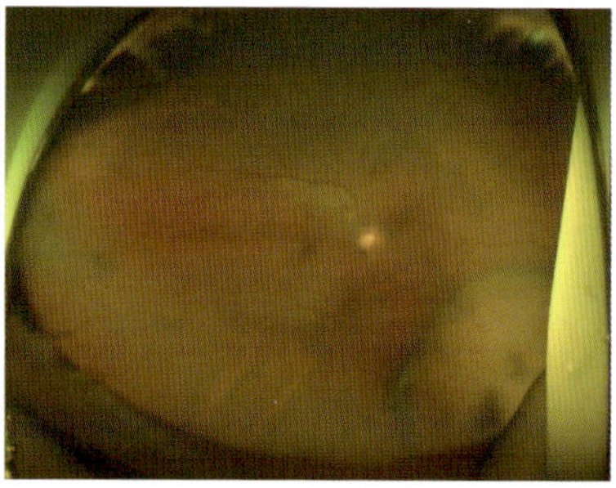

E

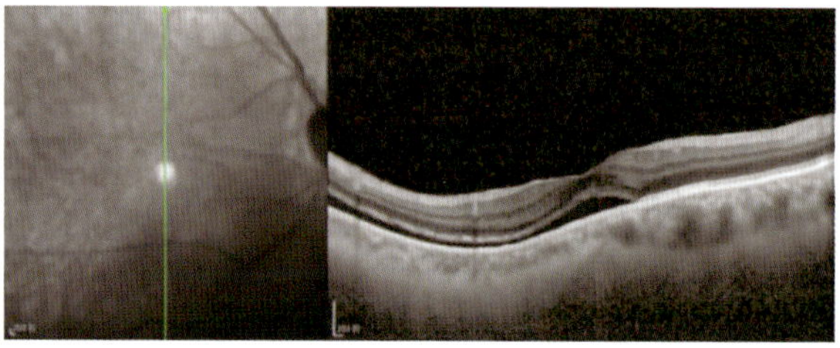

F

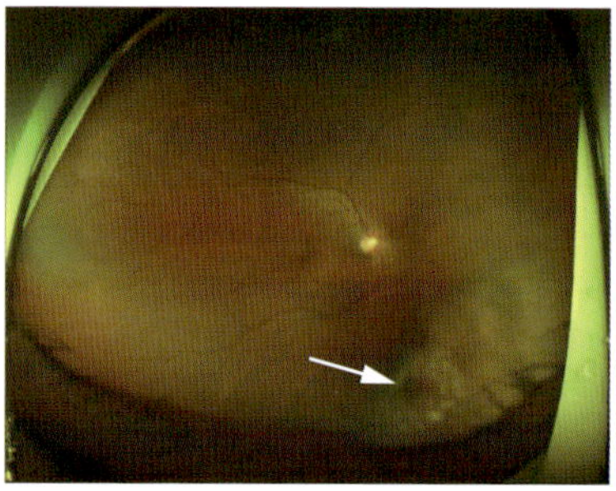

G

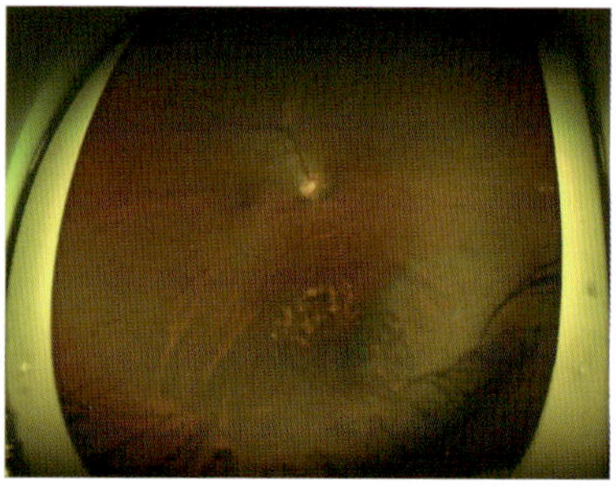

H

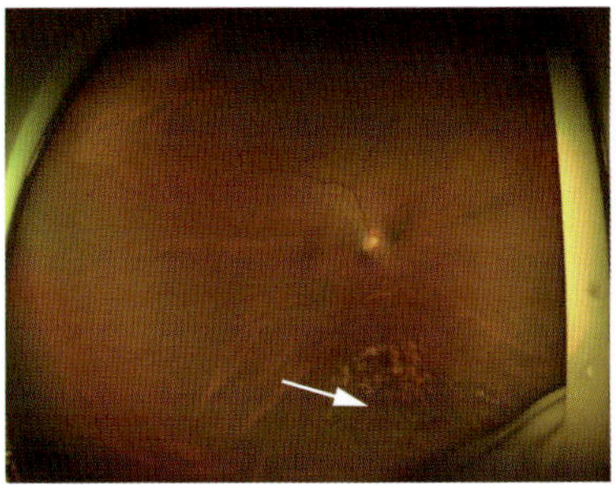

I

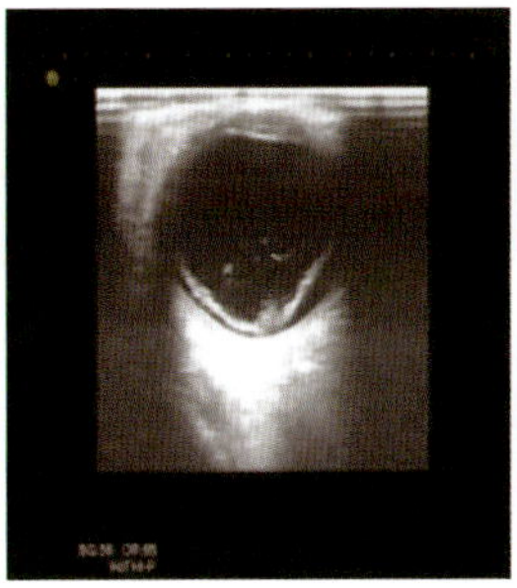

J

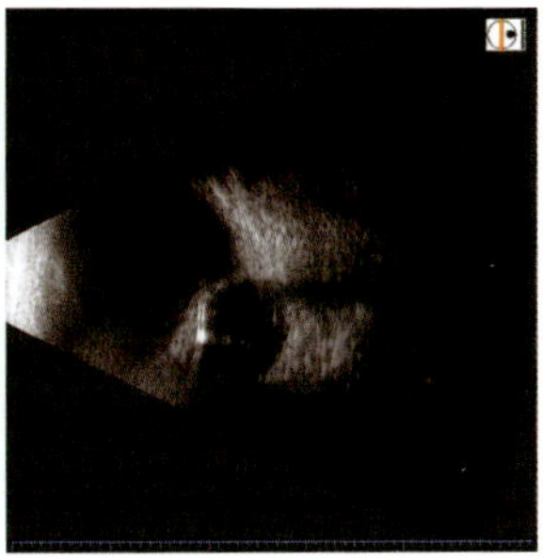

K

图6-7 鼻下视网膜裂孔视网膜脱离球囊手术前后图像

注：A.右眼鼻下视网膜裂孔，下半侧视网膜灰白色隆起（箭头）；B.视网膜裂孔定位图，裂孔位于赤道部偏后；C.术前OCT示右眼黄斑区神经上皮层高度隆起，伴层间水肿囊腔；D.球囊顶压术后，球囊位置偏前，未见视网膜裂孔（箭头）在嵴上；E.球囊调位术后第2天，视网膜下液明显吸收，视网膜裂孔位于球囊顶压嵴侧方（箭头）；F.球囊调位术后第2天OCT示黄斑区视网膜下液明显吸收；G.及时行视网膜激光封闭裂孔（箭头）；H.球囊调位术后6周，球囊顶压嵴上视网膜裂孔周围可见色素性激光斑；I.球囊取出术后，视网膜脱离无复发；J.术前眼球彩超示视网膜脱离；K.球囊调位术后眼球B超，清晰显示球囊形状及巩膜顶压嵴。

手术要点

（1）确定裂孔钟点方位和裂孔位于赤道前、后的位置。

（2）分离巩膜表面组织，把握球筋膜分离的深度。

（3）赤道前裂孔球囊植入时位置宜偏后，避免术后球囊向前移位，必要时缝线固定一针。

第六节 多发裂孔视网膜脱离球囊顶压手术

孔源性视网膜脱离中约3%为多发视网膜裂孔。裂孔可能集中在一个象限，也可能发生在不同象限。球囊手术面临的问题：多发裂孔是否适合球囊手术，何种情况下多发裂孔可考虑球囊手术治疗。高的球囊顶压嵴可缩小玻璃体腔，减少玻璃体对视网膜的牵拉，有利于脱离的视网膜复位，同时，高的球囊顶压嵴也有利于脱离的视网膜裂孔贴附。在球囊手术实践中，我们对于多发裂孔位于一个象限内的病例，采用球囊手术。

手术方法

（1）局部球结膜下麻醉。

（2）距角膜缘5mm切开球结膜及球筋膜，暴露巩膜。

（3）沿着裂孔方向钝性分离巩膜表面组织，创造球囊植入的空间。

（4）球囊植入裂孔部位。

（5）前房穿刺，降低眼压。

（6）通过注水阀向球囊内注水，如果裂孔位于赤道后，需用器械牵拉注水阀或注水管，防止球囊向后移位。

（7）位于赤道后的裂孔，球囊植入后需将球囊引流管于巩膜表面缝线固定一针。

（8）将注水阀放入球筋膜下，缝合球结膜、球筋膜切口。

典型病例 7

男性，16岁，左眼外路手术后1月余出现视野遮挡，术中行冷冻、巩膜扣带术及经巩膜放液。诊断：左眼复发性视网膜脱离（图6-8）。

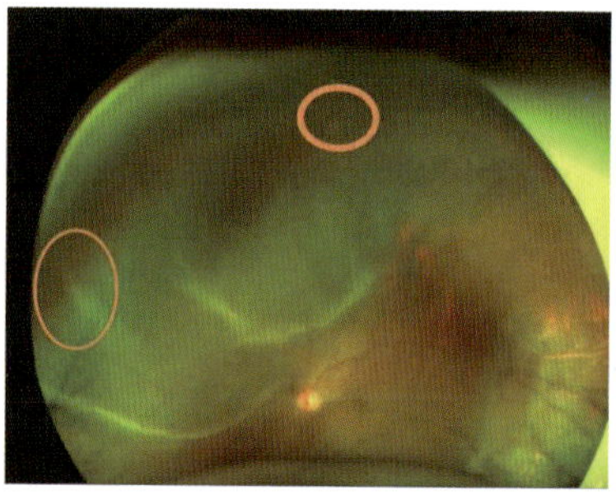

A

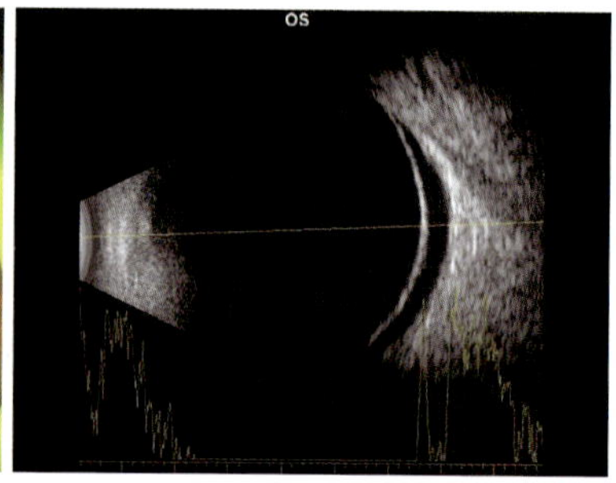

B

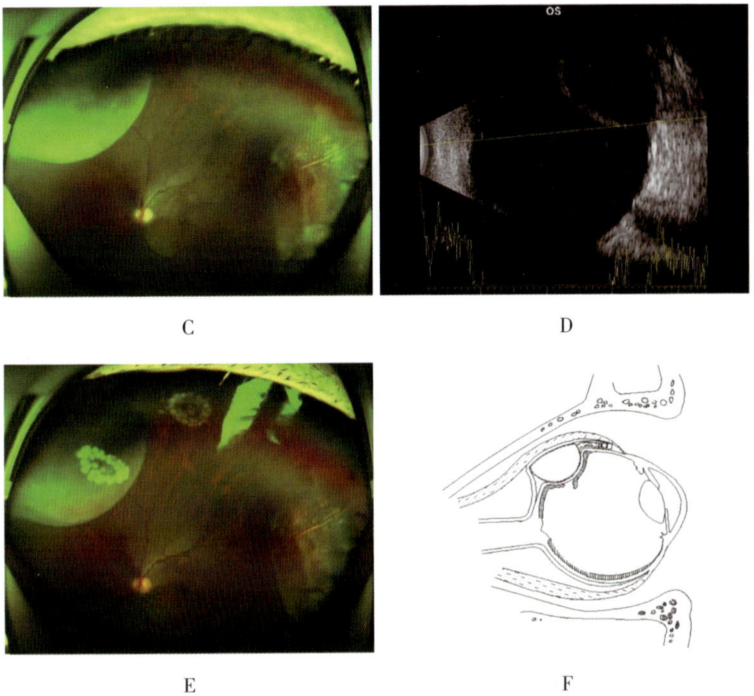

图6-8　多发裂孔视网膜脱离球囊手术前后图像

注：A.左眼鼻上视网膜球形脱离，且两个裂孔在不同方位（圆圈内）；B. B超可见鼻上视网膜脱离；C.球囊顶压术后第2天，鼻上球囊顶压嵴高隆起，一个裂孔位于嵴上，另一裂孔位于嵴的一侧，但视网膜脱离复位（“一石二鸟”作用）；D.术后第2天B超可见球囊将眼球压陷，呈明显隆起的巩膜嵴；E.术后第2天，巩膜嵴上视网膜裂孔和嵴旁裂孔予以激光治疗；F.球囊顶压视网膜裂孔矢状面示意图。

手术要点

（1）如果两个裂孔间隔大于2/3象限，球囊顶压以一个视网膜裂孔为目标。

（2）球囊注水量要足够，可形成高的巩膜嵴，缩小玻璃体腔，有利于顶压嵴旁脱离的视网膜复位。

第七节　直肌下视网膜裂孔视网膜脱离球囊顶压手术

直肌下视网膜裂孔手术：8.9% ～ 18.5% 视网膜裂孔发生在直肌下。视网膜脱离以直肌附着方位为主。由于裂孔位于直肌下，需将球囊放置在直肌下方，实现球囊顶压巩膜嵴，才能对裂孔实施有效的顶压。由于4条直肌位于眼窝部位不同，避免植入的球囊移位，植入球囊方法也有所不同。

外直肌下视网膜裂孔球囊植入手术：由于内、外直肌止端处于睑裂区，随眼球突出眼窝，不受上下眼睑遮盖及眼眶的影响，多数球囊植入直肌下术后一般不发生球囊移位。

手术方法（图 6-9）

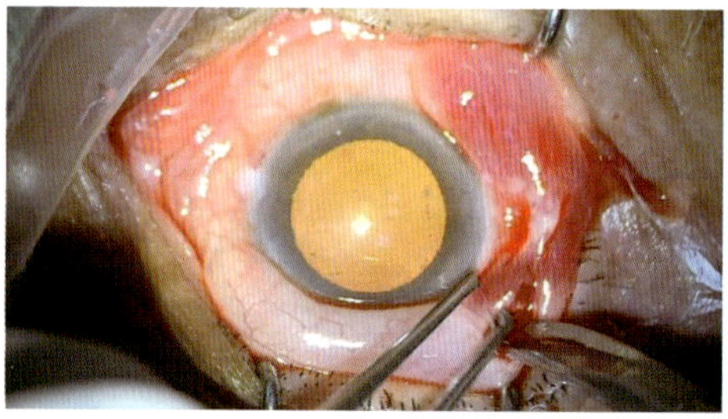

A

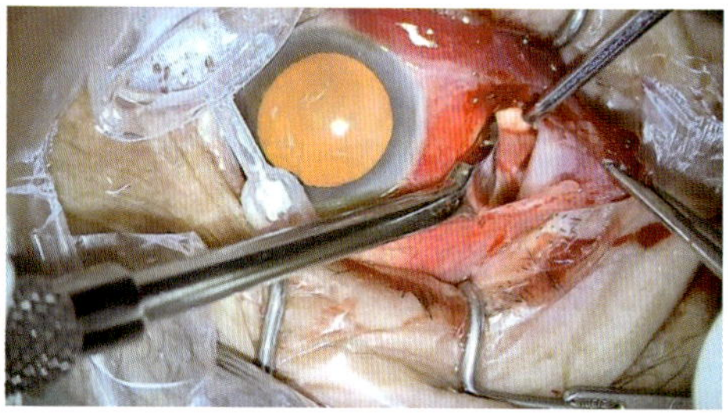

B

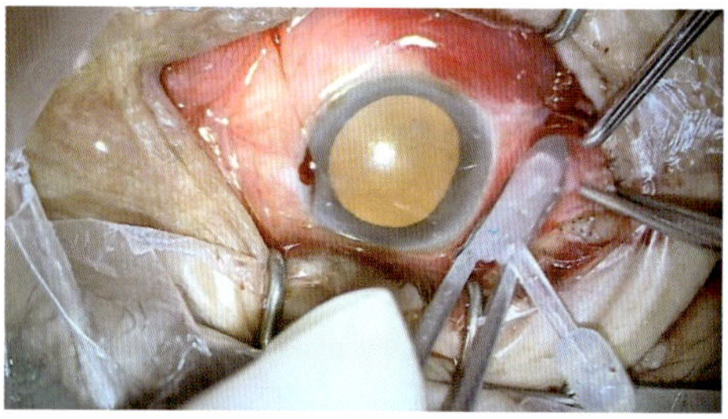

C

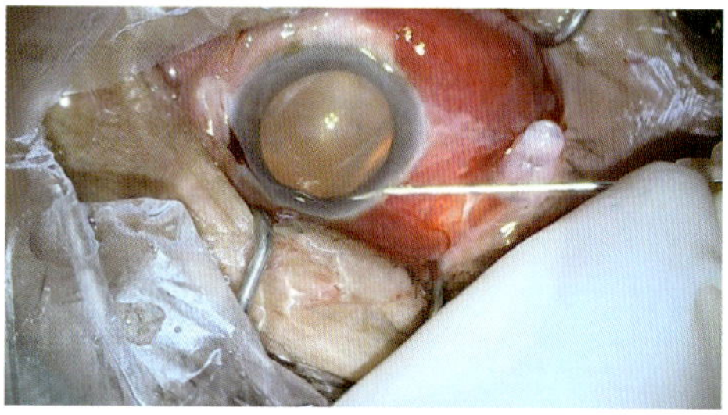

D

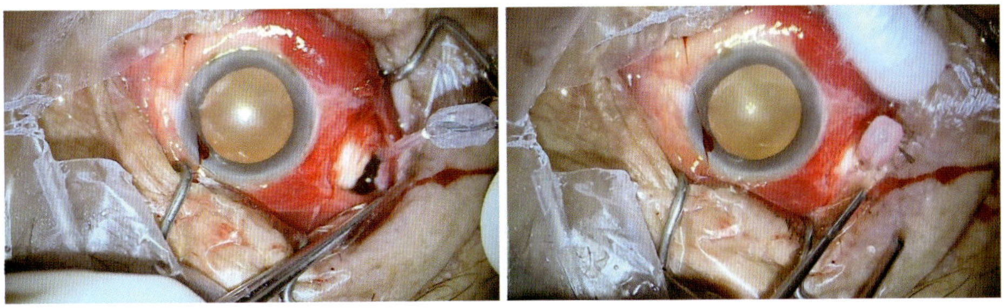

E　　　　F

图6-9　直肌下球囊手术步骤

注：A.局部球结膜麻醉后，距角膜缘后5mm，平行角膜缘切开球结膜，暴露巩膜；B.沿巩膜表面钝性分离巩膜与球筋膜，包括直肌下组织；C.用斜视钩挑起直肌，沿巩膜表面将球囊植入直肌下；D.前房穿刺放液；E.球囊注水，检查球囊是否于直肌下；F.缝合球结膜切口。

（1）局部球结膜麻醉。

（2）据角膜缘后5mm，平行角膜缘切开球结膜，暴露巩膜。

（3）用剥离器沿巩膜表面钝性分离巩膜与球筋膜，包括直肌下组织。

（4）用斜视钩挑起直肌，沿着巩膜表面将球囊植入直肌下。

（5）前房穿刺放液。

（6）球囊注水1.5～2.3ml，根据视网膜脱离的高度、范围、时间决定球囊注水量多少。如球囊注水量大，需再次前房放液，降低眼压。

（7）检查球囊是否于直肌下，缝合球结膜切口。该方法适用于内、外直肌下视网膜裂孔。

典型病例 8

男性，51岁，主诉：左眼视物遮挡伴视力下降1天。既往史：双眼高度近视；白内障术后1个半月；因冠心病行冠状动脉支架植入术后4个月。诊断：左眼孔源性视网膜脱离，脱离范围1：30～4：30钟点方位（图6-10）。

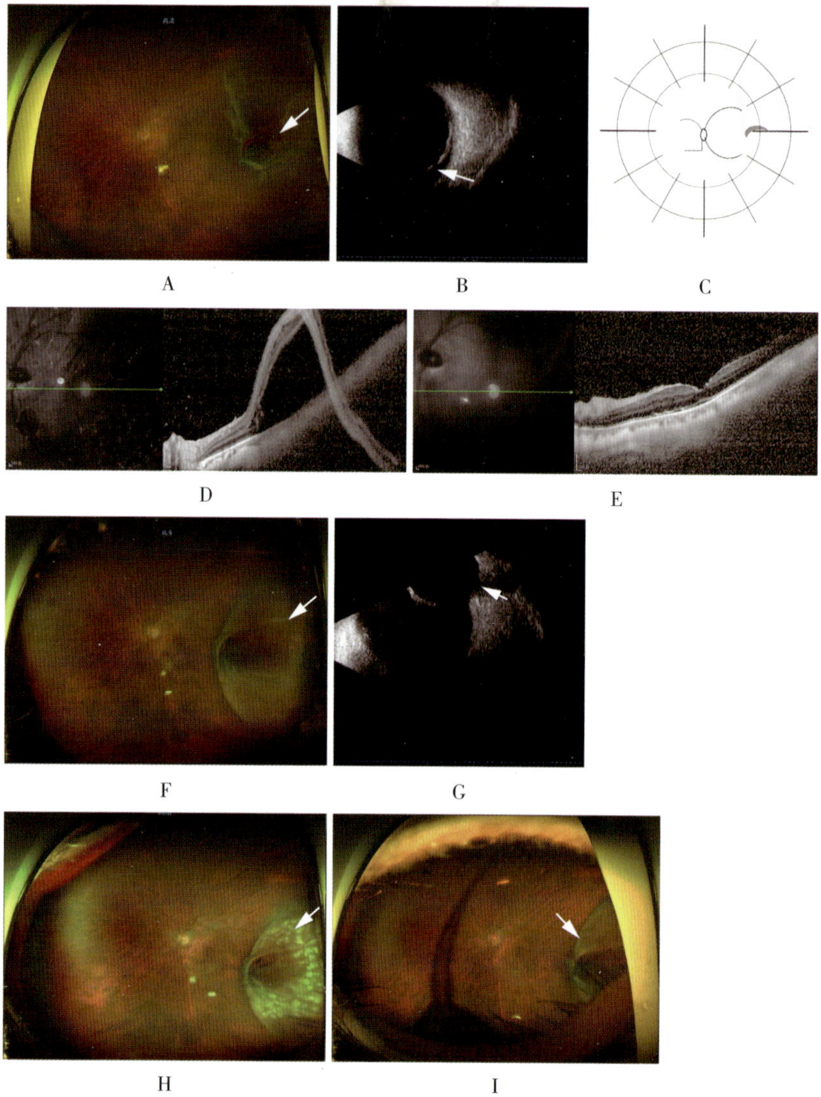

图6-10　直肌下视网膜裂孔视网膜脱离球囊手术前后图像（1）

注：A.左眼颞侧视网膜脱离，脱离的视网膜隆起很高，脱离范围从颞侧1：30～4：30钟点方位，裂孔位于3：00钟点方位，赤道部（箭头）；B. B超示颞侧视网膜脱离（箭头）；C.视网膜裂孔定位图，裂孔位于3：00钟点方位，赤道后；D.术前OCT示黄斑区视网膜神经上皮高度隆起；E. OCT示术后第3天，黄斑区视网膜复位；F.球囊顶压术后第2天，视网膜脱离复位，眼底颞侧可见高隆起的巩膜嵴，视网膜大裂孔位于球囊上（箭头）；G.B超显示球囊顶压处巩膜向内明显凹陷，形成高巩膜嵴（箭头）；H.激光封闭视网膜裂孔，可见裂孔周围灰白色激光斑（箭头）；I.球囊顶压术后2周，视网膜在位，颞侧可见高巩膜嵴，裂孔周可见淡色素性激光斑（箭头）。

典型病例 9

男性，42岁，主诉：右眼鼻侧视物遮挡感4天。既往史：双眼高度近视。诊断：右眼孔源性视网膜脱离。视网膜脱离范围7：00～10：30钟点方位（图6-11）。

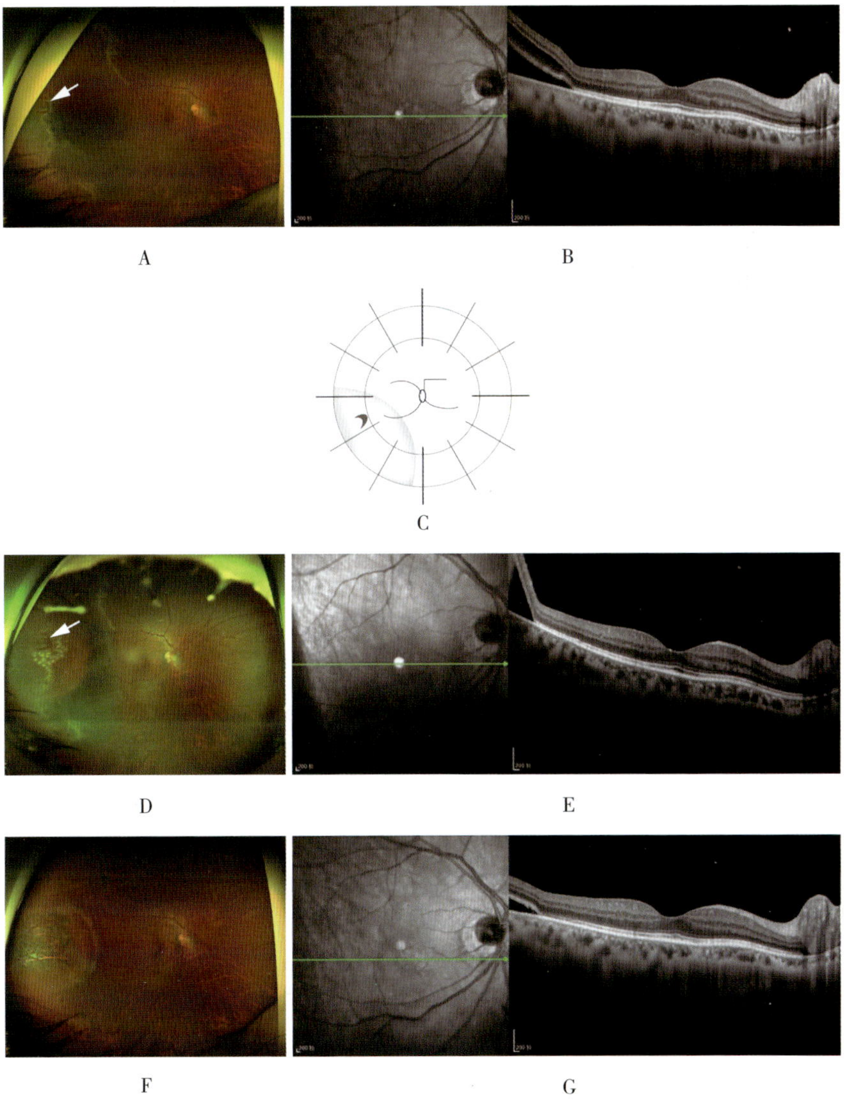

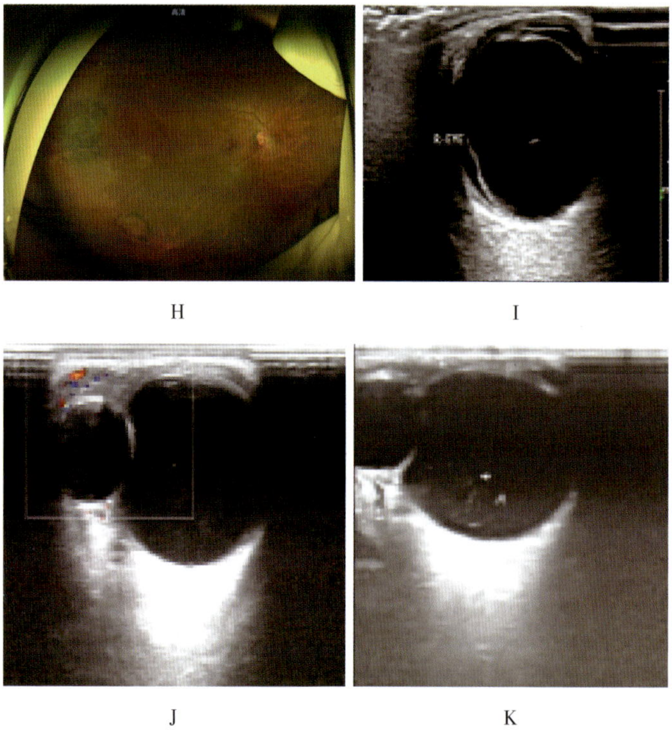

图6-11　直肌下视网膜裂孔视网膜脱离球囊手术前后图像（2）

注：A.术前右眼颞侧马蹄形视网膜裂孔（箭头），颞侧视网膜灰白隆起，接近黄斑；B.术前右眼OCT，颞侧视网膜神经上皮脱离及层间囊腔样改变，接近黄斑中心；C.视网膜裂孔定位图，裂孔位于8：30钟点方位赤道部；D.术后第2天右眼广角眼底像，球囊顶压嵴清晰可见，视网膜裂孔（箭头）位于顶压嵴上，裂孔周围可见激光治疗的灰白斑，视网膜下液有所吸收；E.术后第2天右眼OCT，颞侧黄斑旁视网膜神经上皮层部分复位，层间囊腔消失；F.术后10周右眼广角眼底照相，颞侧可见球囊顶压嵴及陈旧视网膜激光斑，视网膜在位；G.术后10周右眼OCT，颞侧黄斑旁视网膜下液基本吸收；H. 1个月后球囊取出，裂孔处可见色素性激光斑；I.术前眼球彩超，提示右眼视网膜脱离；J.术后1周眼球彩超，右眼顶压球囊清晰可见，眼球局部呈凹陷，球囊上方可见外直肌血流信号；K.术后10周眼球彩超，顶压球囊仍清晰可见，大小无变化。

手术要点

（1）颞侧视网膜脱离直肌下裂孔需球囊顶压在直肌下。

（2）需分离直肌下组织，用斜视钩挑起直肌止端，将球囊植入直肌下。

(3) 如果视网膜脱离高，裂孔大，可球囊注水2.0～2.3ml。

(4) 注水前需前房放液，注水过程中眼压升高，则需前房再次穿刺放液。

第八节　赤道后视网膜裂孔视网膜脱离球囊顶压手术

小于90°视网膜裂孔称为视网膜大裂孔。视网膜大裂孔位于赤道后的视网膜脱离，球囊植入位置应在赤道后，手术时除了确定裂孔的钟点方位，还应确定球囊植入眼球表面的深度。赤道后的大裂孔球囊植入较赤道部裂孔要深，因此，钝性分离巩膜表面组织及球筋膜要过赤道后，以便植入球囊时能伸入后方深一些，使球囊能有效地顶在视网膜裂孔处。如果视网膜脱离范围较大，脱离较高，球囊注水不小于2ml，在球内形成高巩膜嵴，不仅有利于裂孔的贴附，同时还可缩小玻璃体腔，松解玻璃体对视网膜的牵拉。

赤道后视网膜裂孔视网膜脱离手术是球囊手术顶压眼球的一种特殊部位的手术，由于裂孔位于赤道后，球囊顶压眼球部位偏向赤道后，手术后球囊势必向后移位，因此，手术中为防止球囊向后移位，需将球囊引流管经巩膜缝线固定一针。

手术方法

手术采用“6不”法，不球后麻醉、不缝线、不牵拉线、不冷冻、不放液、术中不定位。由于裂孔位于赤道后，手术分离巩膜上球筋膜时需分离到赤道后，相当于角膜缘后20mm，植入球囊时沿着巩膜表面分离的腔隙，将夹住球囊的镊子往后深入，然后前房穿刺放液，球囊注水。根据视网膜脱离的隆起程度及脱离范围，决定注水量多少。

典型病例 10

男性，49岁，1个月前发现左眼视网膜裂孔，孔周局限视网膜脱离，予以激光包围治疗，但1个月后视网膜脱离发展扩大，激光光凝处也出现脱离（图6-12）。

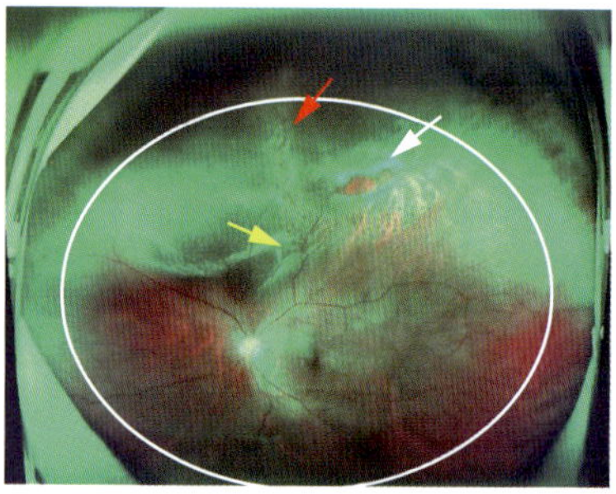

A

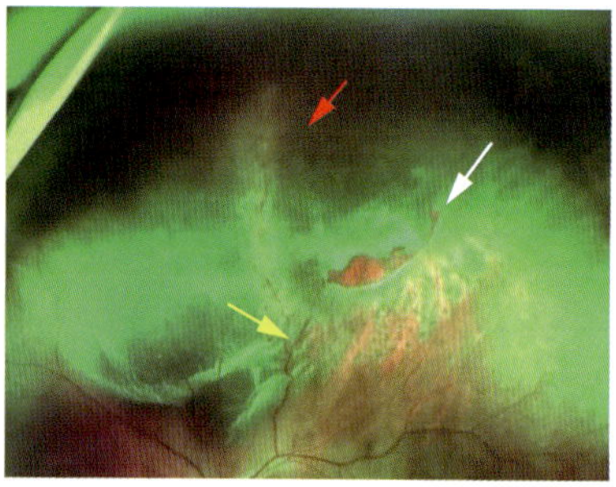

B

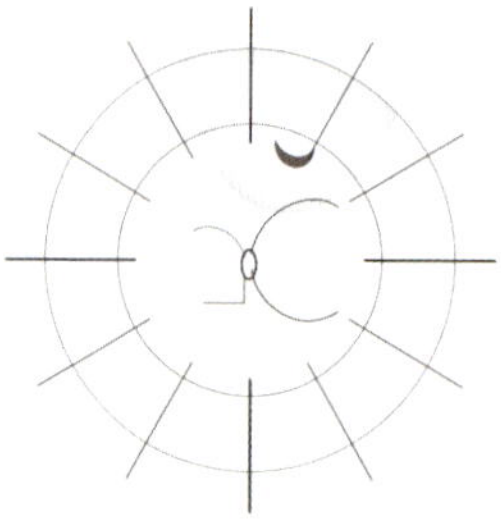

C

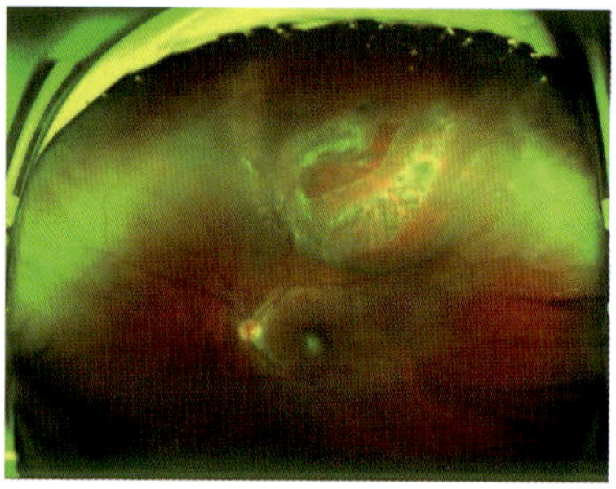

D

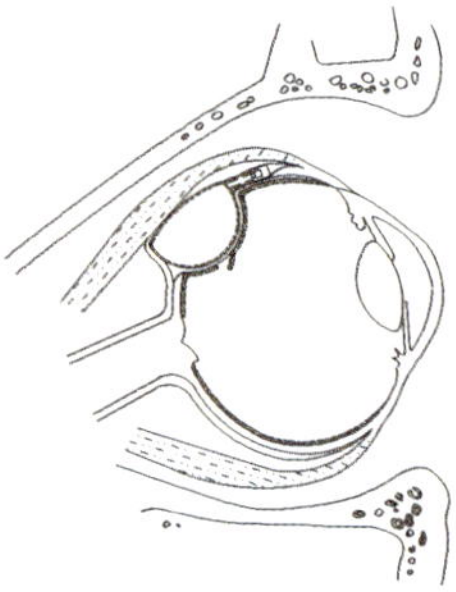

E

图6-12　赤道后视网膜裂孔视网膜脱离球囊手术前后图像

注：A.激光包围左眼视网膜裂孔后1个月视网膜脱离，视网膜脱离10：00～2：00，视网膜裂孔位于颞上赤道后，大小约4PD（白色箭头），其周围可见1个月前激光围绕裂孔的色素性激光斑（红色箭头），视网膜脱离下方边界可见固定皱褶（黄色箭头）；B.局部放大图，视网膜裂孔及其周围可见1个月前激光治疗色素斑，视网膜固定皱褶更清晰可见；C.视网膜裂孔定位图；D.球囊顶压术后，可见球囊顶压嵴隆起，裂孔在嵴上，视网膜脱离明显好转；下方视网膜固定皱褶消失；E.术后矢状面示意图，球囊顶压在赤道后。

手术要点

（1）注意依据钟点方位定位视网膜裂孔部位。

（2）沿巩膜表面分离其上组织，分离深度在20mm左右，即球囊植入深度。

（3）球囊注水时需牵拉引流管，防止球囊向后移位。

（4）距角膜缘12mm将球囊引流管缝线固定一针，防止球囊向后移位。

第九节　陈旧性视网膜脱离球囊顶压手术

陈旧性视网膜脱离常因视网膜裂孔未封闭，视网膜脱离时间较长，视网膜呈增生现象。视网膜表现僵硬，活动度差，常伴有视网膜下增生膜，影响手术效果。陈旧性视网膜脱离不仅由于视网膜裂孔未封闭，而且由于增生，牵拉视网膜，双重因素所致视网膜脱离。

一般情况下，只要球囊能有效地顶压视网膜裂孔，就可防止玻璃体液体进一步经裂孔进入视网膜下，进而减轻视网膜脱离，同时，球囊手术也可缩小玻璃体腔，松解视网膜因增生而产生的牵拉作用，球囊手术视网膜裂孔封闭后，随着时间推移，视网膜增生也有所好转。

上、下直肌下视网膜裂孔经过笔者团队两例实践证明，采用类似外直肌下球囊手术方法均不能使球囊稳定在直肌下，术后第2天出现球囊移位，因此手术方法有所改变，球囊植入后未发生移位现象，保证了手术效果。

手术方法（图 6-13）

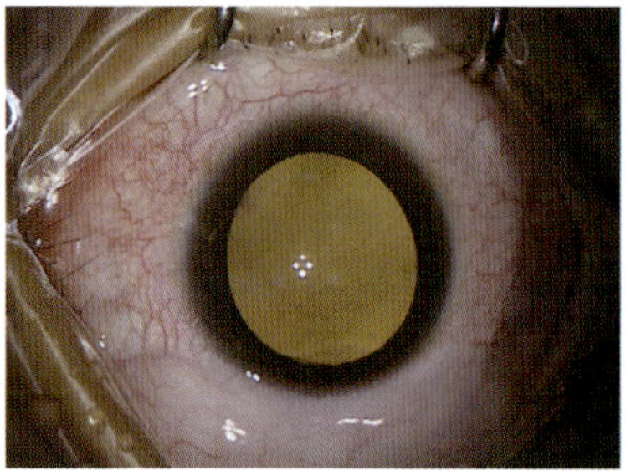

A

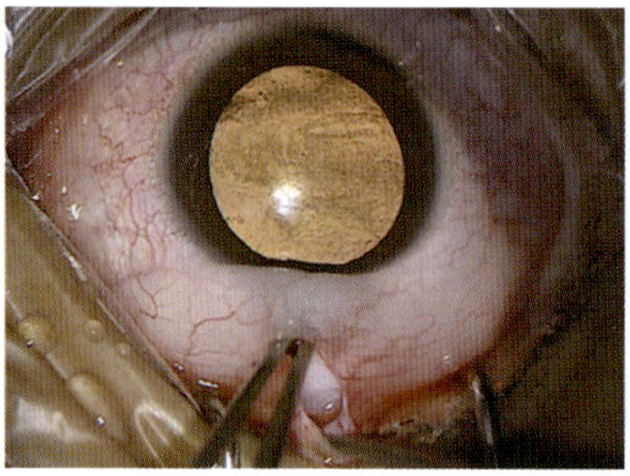

B

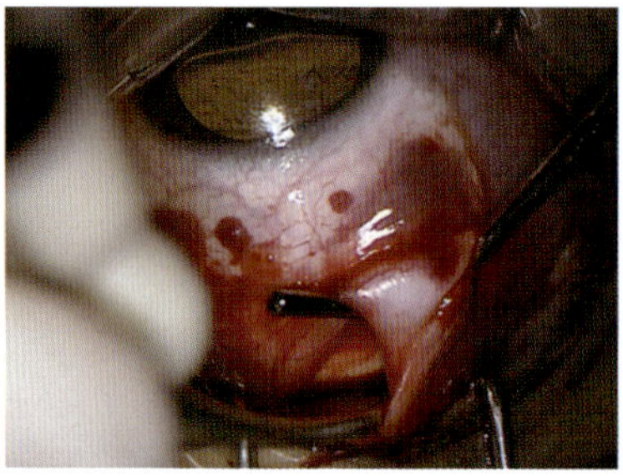

C

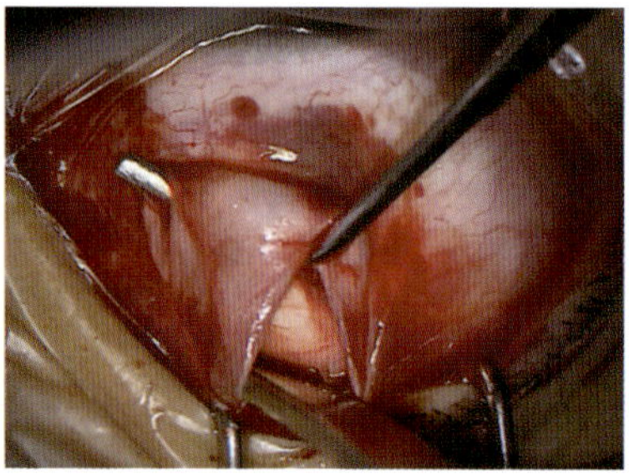

D

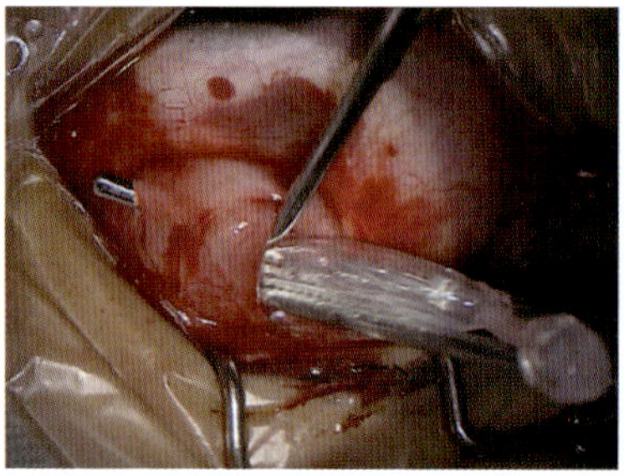

E

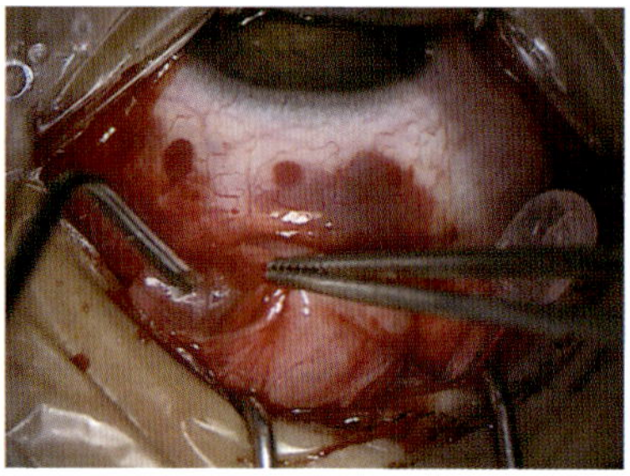

F

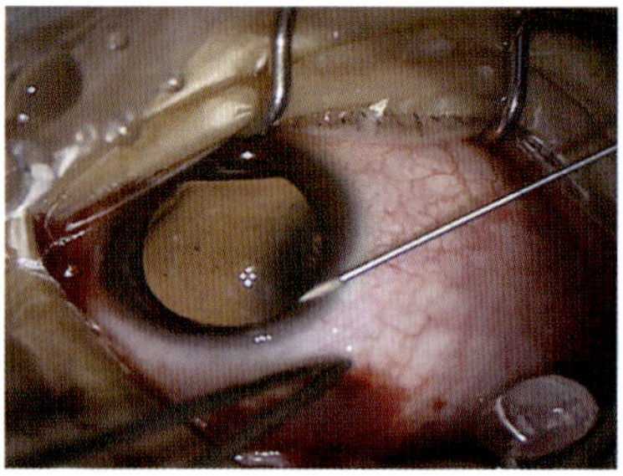

G

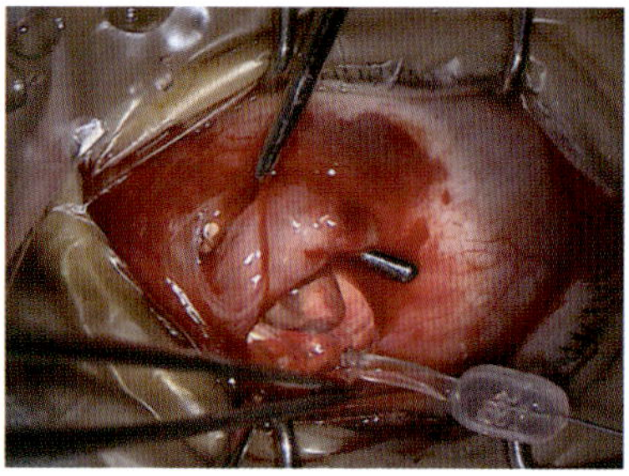

H

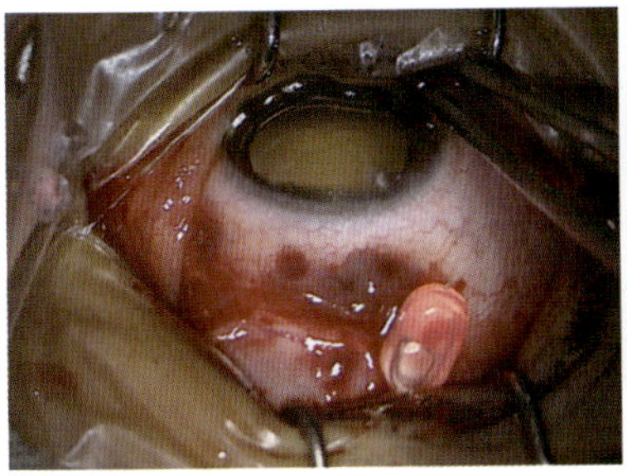

I

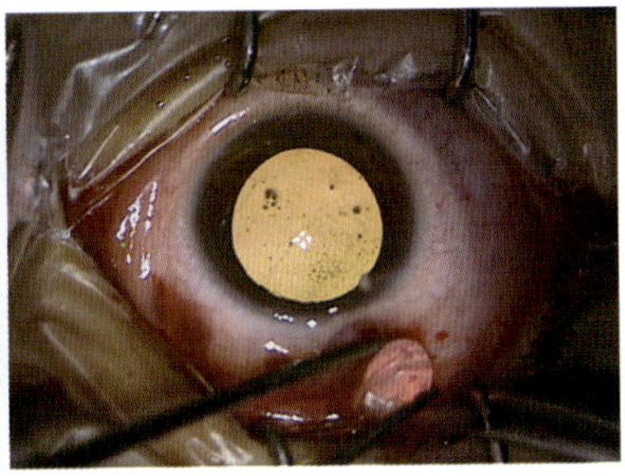

J

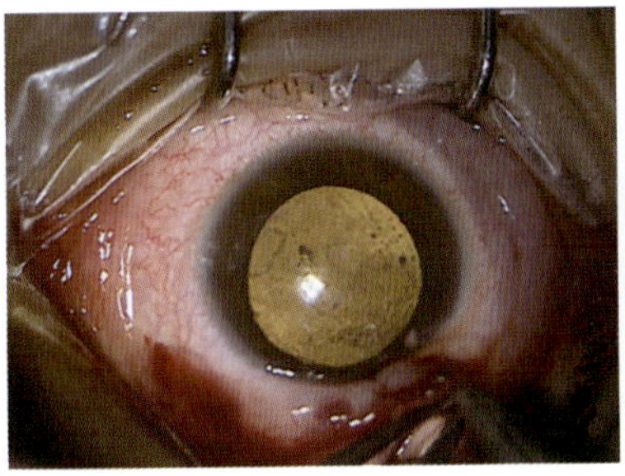

K

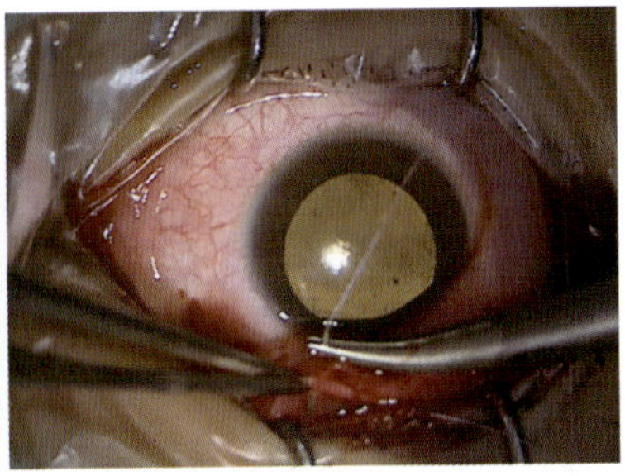

L

图6-13　上直肌下球囊手术步骤

注：A.球结膜下麻醉；B.切开球结膜，暴露巩膜；C、D.分离巩膜表面组织及肌肉下组织，斜视钩挑起肌肉；E、F.将球囊从肌肉一侧穿入，另一侧引出；G.前房穿刺，降低眼压；H、I.球囊注水，可见肌肉下球囊膨起；J、K.将球囊注水阀置入球筋膜下；L.缝合球结膜切口。

典型病例 11

男性，12岁，右眼视力下降2年，既往以右眼弱视治疗，效果不佳。眼底检查可见右眼陈旧性视网膜脱离，上方视网膜裂孔位于上直肌下，视网膜下可见较广泛不规则线条样视网膜下膜，视网膜透明度差、活动度差，黄斑受累（图6-14）。

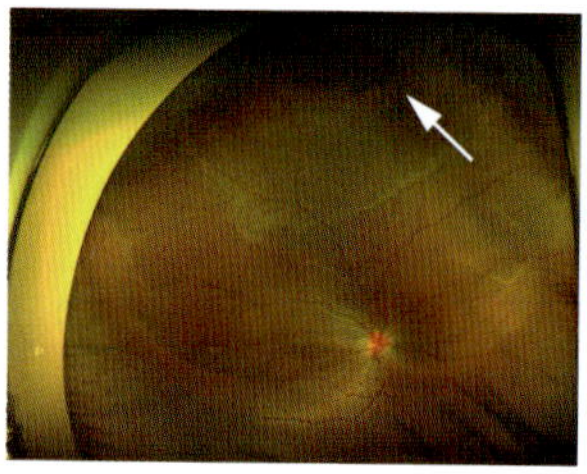

A

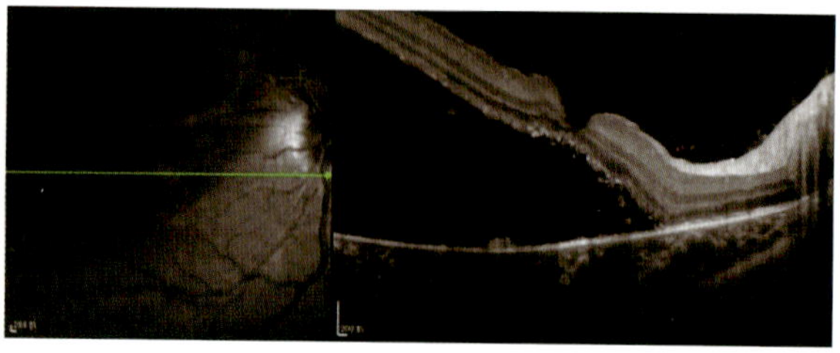

B

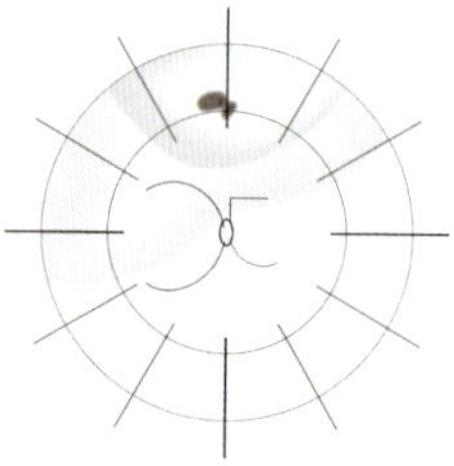

C

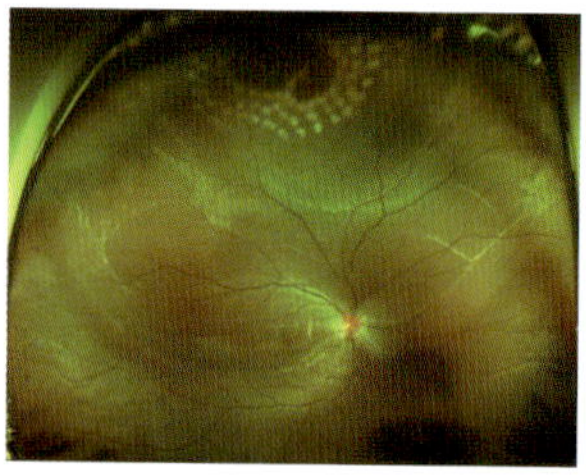

D

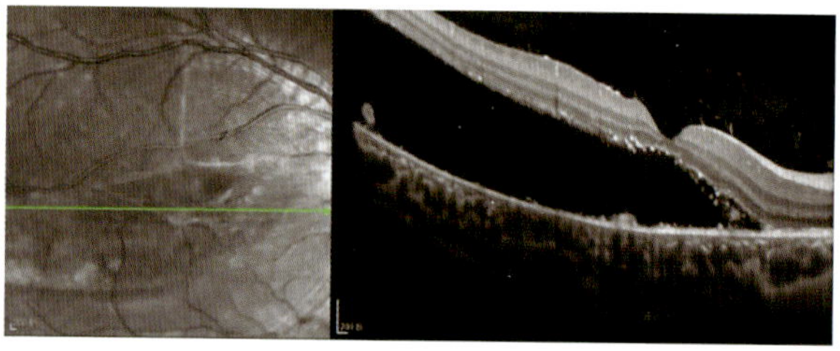

E

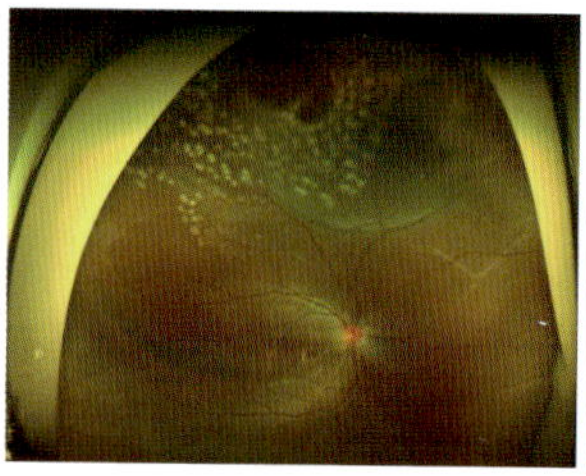

F

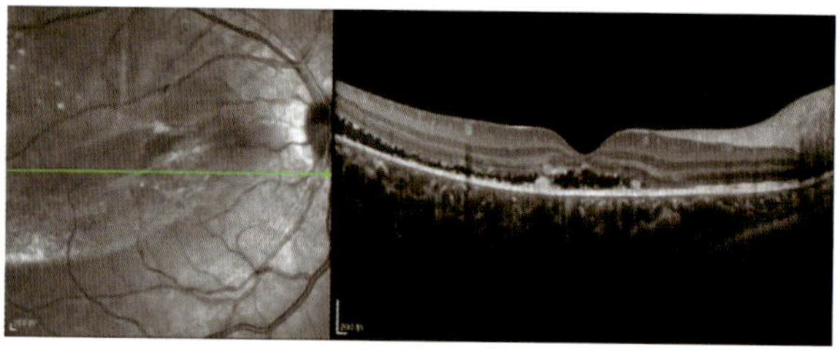

G

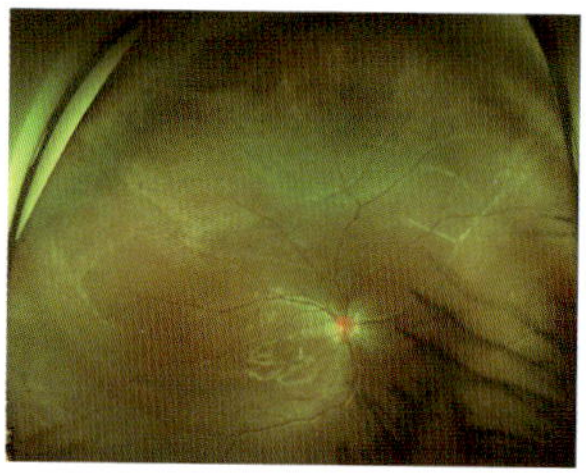

H

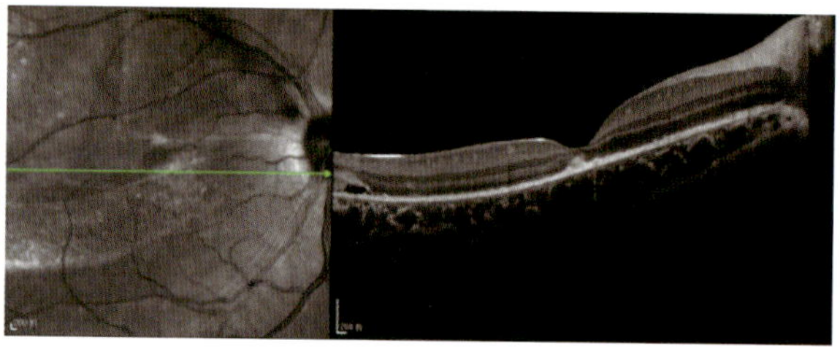

I

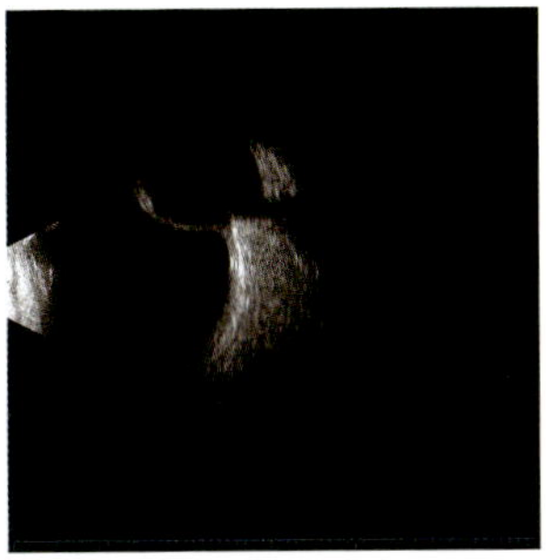

J

图6-14　陈旧性视网膜脱离球囊手术前后图像

注：A.右眼陈旧视网膜脱离，伴有视网膜下增生膜，上方周边视网膜可见类圆形大裂孔；B.OCT示术前黄斑区视网膜神经上皮层高度隆起；C.视网膜裂孔定位图，视网膜脱离9：00～3：00钟点方位，视网膜裂孔位于上直肌下12：00钟点方位赤道前；D.球囊顶压术后第2天，视网膜脱离明显好转，球囊顶压嵴上视网膜裂孔予以激光治疗；E. OCT示视网膜下液明显吸收；F.术后第5天，视网膜下液体进一步吸收，裂孔周加强激光治疗；G. OCT示黄斑区视网膜下液基本吸收；H.术后第10天，视网膜脱离基本复位，其下不规则白色增生索条清晰可见，球囊顶压嵴上激光斑呈色素沉着；I.术后3周，OCT示黄斑区视网膜下液完全吸收，视网膜复位；J.术后眼球B超示球囊顶压嵴清晰。

手术要点

（1）充分分离近上直肌止端肌肉下组织。

（2）将球囊植入上直肌下，注水后可见肌肉两侧暴露的球囊体积大致相等。

第十节　硅油取出术后视网膜脱离球囊顶压手术

复杂性视网膜脱离经玻璃体切除、眼内激光及硅油填充术后几个月，甚至更长时间，视网膜复位可考虑硅油取出。有时硅油取出后因视网膜较僵硬、收缩，以致视网膜再次出现脱离，此种情况可以考虑球囊顶压手术，松解视网膜僵硬引起的收缩，将视网膜复位。

手术方法（图 6-15）

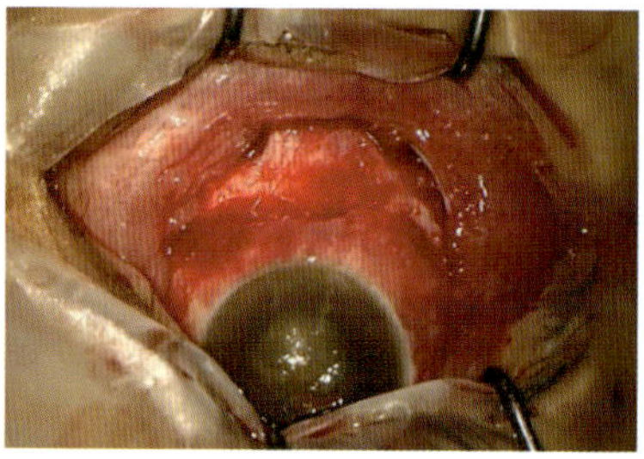

A

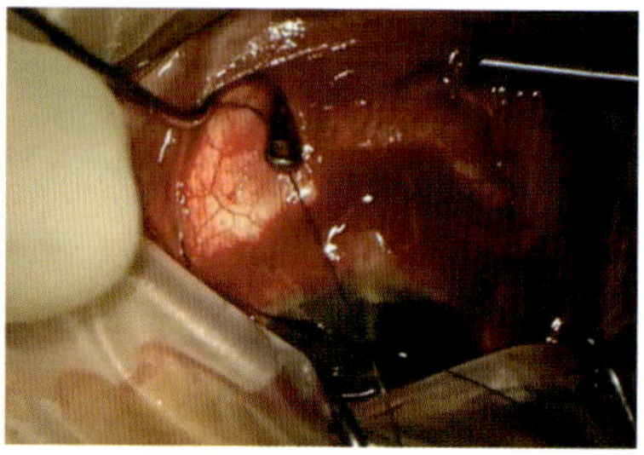

B

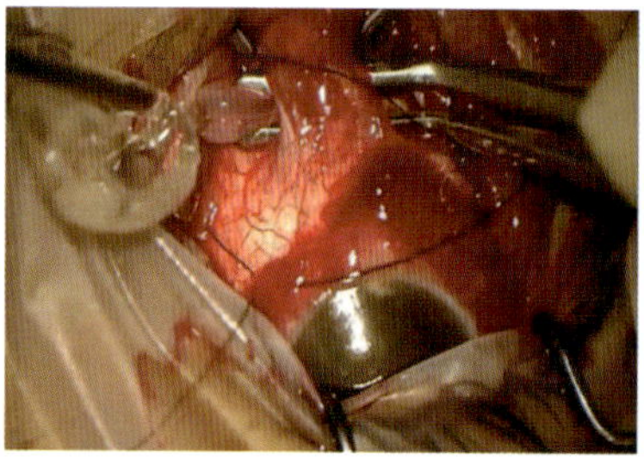

C

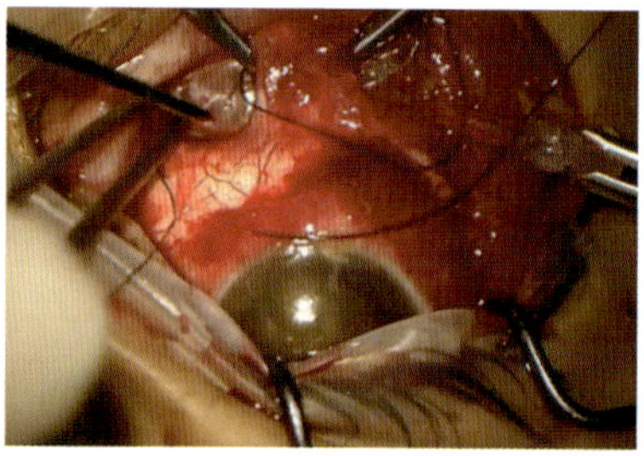

D

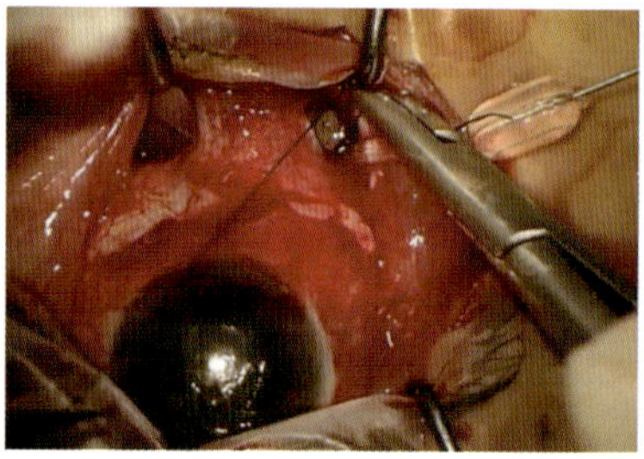

E

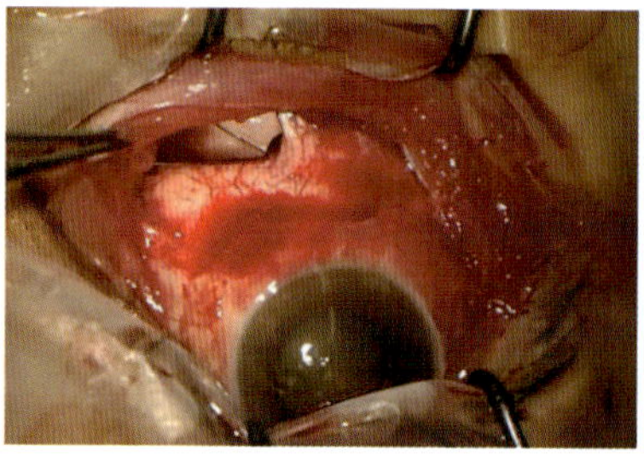

F

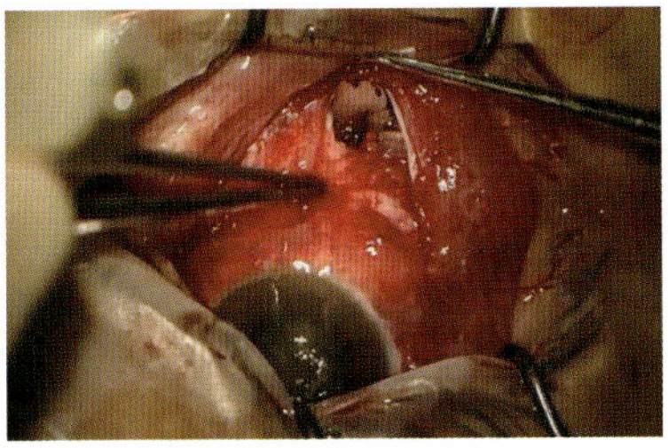
G

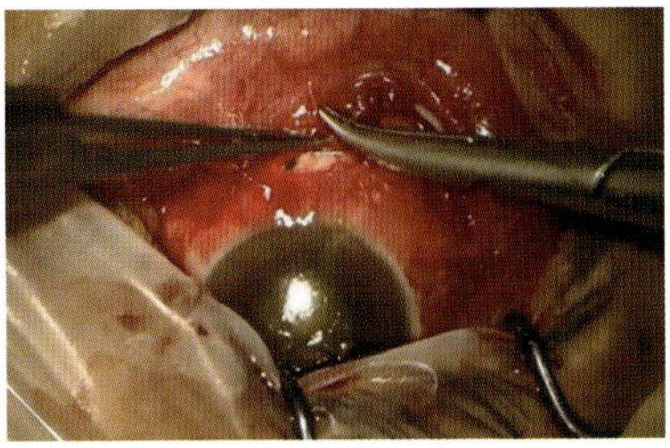
H

图6-15　下直肌下视网膜裂孔球囊手术步骤

注：A.局部球结膜麻醉后，在直肌处距角膜缘后5mm平行角膜缘切开球结膜，暴露直肌两侧巩膜；B～D.用剥离器沿巩膜表面钝性分离巩膜与球筋膜及直肌下组织，用斜视钩挑起直肌，沿着巩膜表面将球囊从一侧肌肉下穿过，从另一侧出来，整个球囊位于直肌下；E.前房穿刺放液后，球囊注水，根据视网膜脱离的高度、范围、时间决定球囊注水量多少；F、G.检查球囊是否于直肌下；H.缝合球结膜切口。

（1）局部球结膜麻醉。

（2）距角膜缘后5mm，在直肌处平行角膜缘切开球结膜，暴露直肌两侧巩膜。

（3）用剥离器沿巩膜表面钝性分离巩膜与球筋膜及直肌下组织。

（4）用斜视钩挑起直肌，沿着巩膜表面将球囊从一侧在肌肉下穿过，从另一侧出来，整个球囊位于直肌下。

（5）前房穿刺放液。

（6）球囊注水1.5～2.3ml，根据视网膜脱离的高度、范围、时间决定球囊注水量多少。

（7）如球囊注水量大，需再次前房放液，降低眼压。

（8）检查球囊是否于直肌下，缝合球结膜切口。

典型病例12

女性，50岁，因右眼视网膜脱离玻璃体切除联合硅油填充术后5个月，行右眼硅油取出术，术后1周，视物有黑影遮挡。眼底检查见右眼视网膜颞上色素增生，鼻下及下方视网膜条索状增生，视网膜呈灰白色隆起，黄斑色暗，中央凹反射（-）。诊断：右眼复发性视网膜脱离（图6-16）。

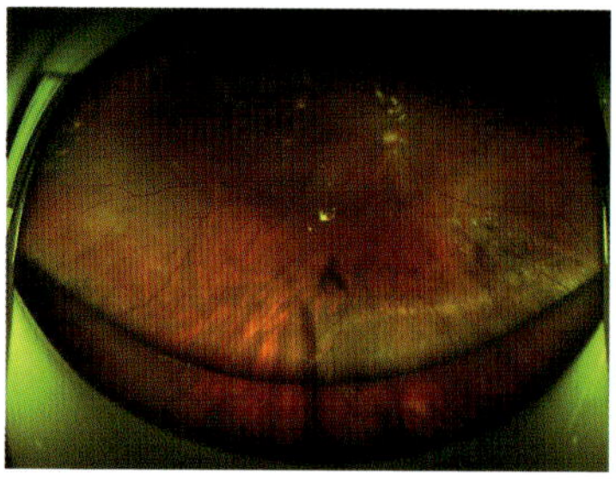

A

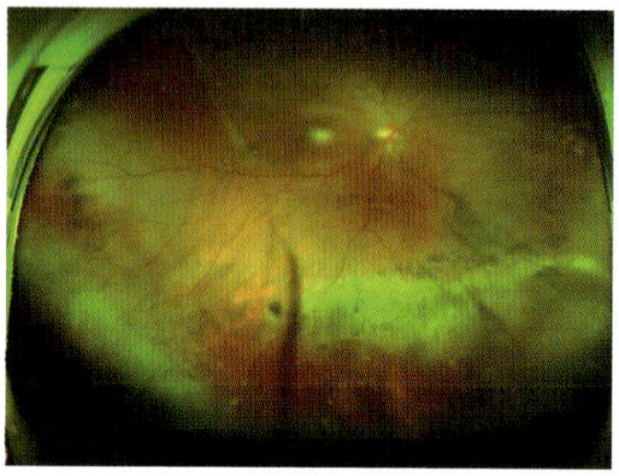

B

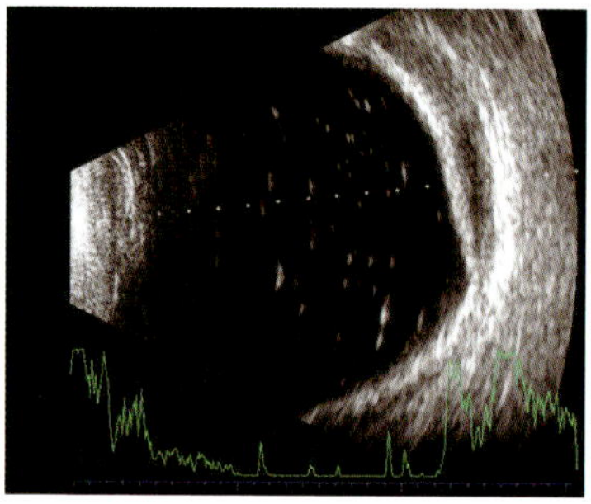

C

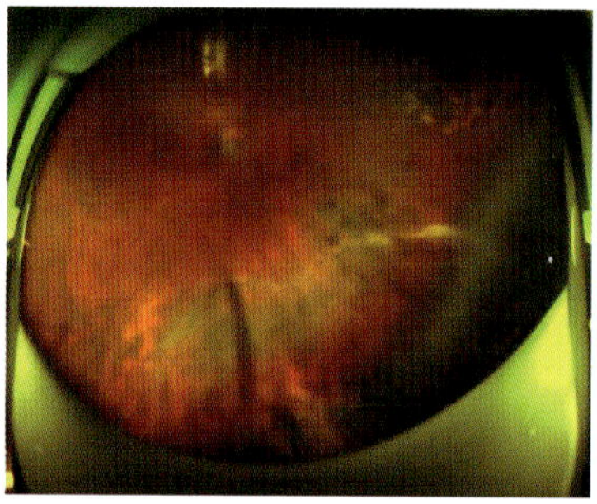

D

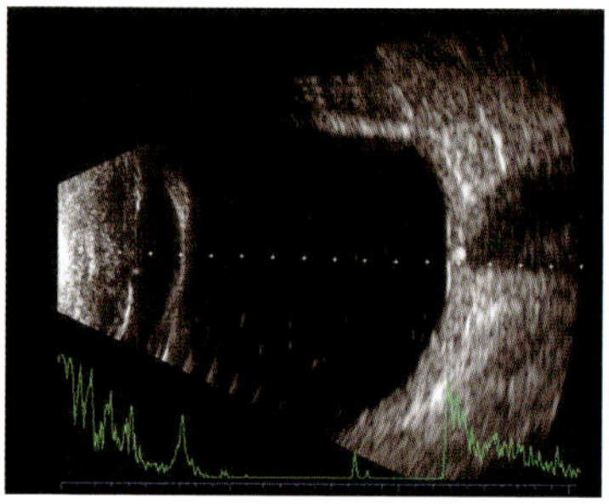

E

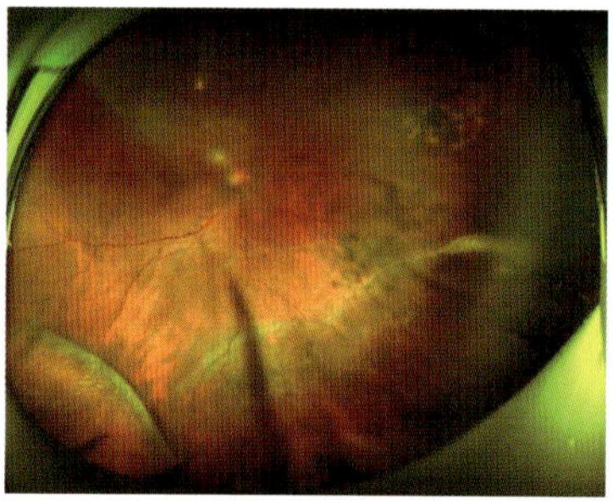

F

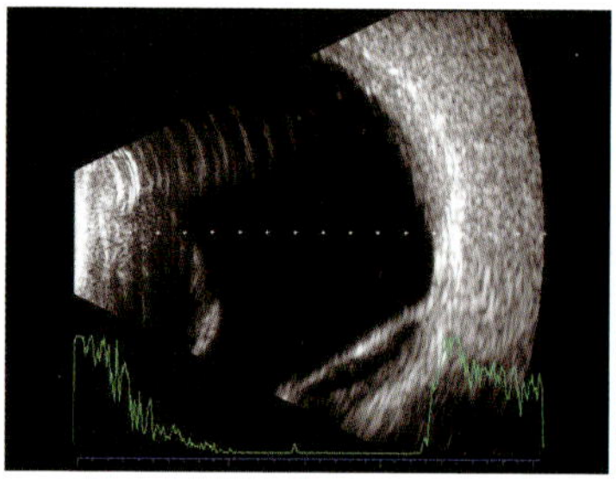

G

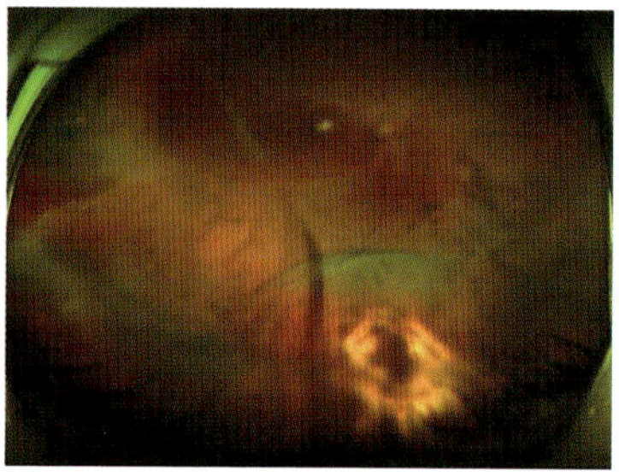

H

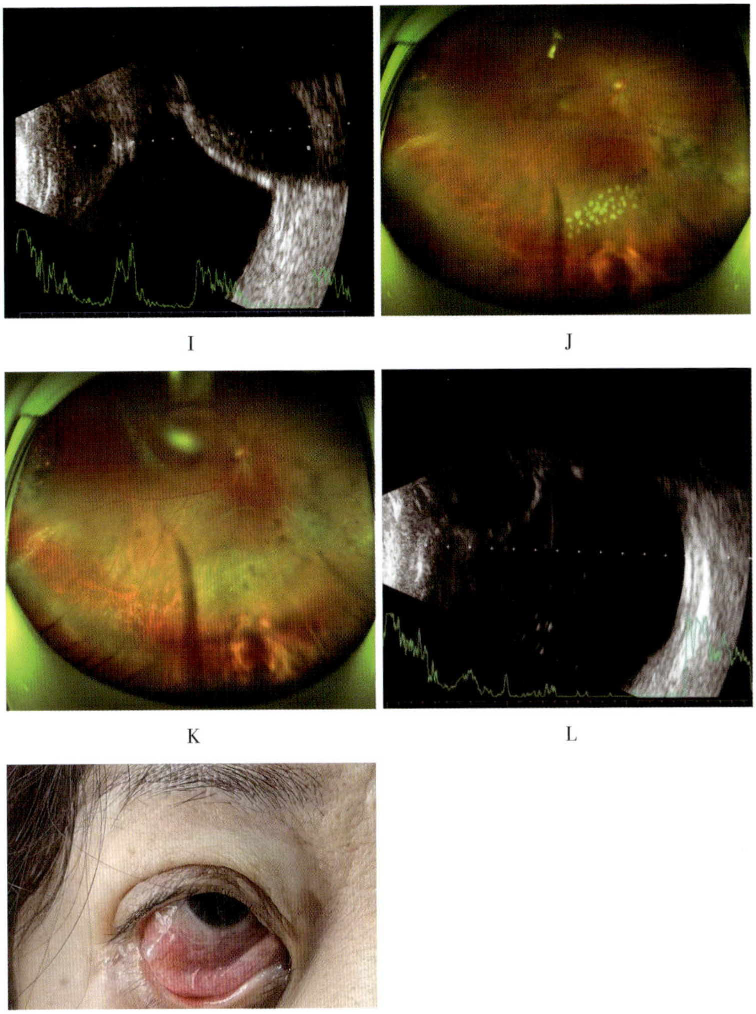

图6-16　硅油取出术后复发性视网膜脱离球囊手术前后图像

注：A.右眼玻璃体切除联合硅油填充术后5个月，下方视网膜前可见硅油界面；B.硅油取出术后第3天，下方视网膜脱离，未见视网膜裂孔；C. B超可见下方视网膜脱离；D.球囊顶压术后第1天，下方视网膜脱离处可见球囊顶压的巩膜嵴，视网膜脱离基本复位；E. B超提示视网膜无明显脱离；F.术后2周，球囊移位，视网膜局部再次脱离；G. B超提示视网膜局部脱离；H.再次行球囊调整手术，采用直肌暴露法手术，调位术后1周，可见下方球囊顶压巩膜嵴隆起，视网膜复位；I. B超可见球囊顶压嵴呈球形隆起，视网膜复位；J.巩膜嵴上视网膜部分激光治疗；K.第二次球囊术后1.5个月，视网膜无脱离，球囊顶压巩膜嵴可见色素沉着；L. B超可见球囊顶压前部视网膜呈球形隆起；M.右眼前节像，下方直肌下球囊顶压处球结膜无明显隆起，颞侧球结膜下可见球囊注水阀。

手术要点

(1) 球结膜下麻醉后切开下方直肌前球结膜，暴露巩膜。

(2) 分离巩膜表面及直肌下组织，充分暴露肌肉止端。

(3) 将球囊从肌肉下一侧进入，另一侧穿出。

(4) 确保球囊放置在肌肉下，检查肌肉两侧显露的球囊体部基本对等。

(5) 球囊注水前需进行前房穿刺，降低眼压。

(6) 注水阀放置在球筋膜下，防止注水阀外露。

第十一节　球囊顶压手术联合玻璃体注气

球囊顶压手术后约23%视网膜脱离未完全复位，可考虑玻璃体注气。未复位的主要原因：①视网膜脱离高，似球形隆起，或视网膜脱离时间长，视网膜较僵硬并一定程度的增生，影响视网膜复位。②球囊没有顶压到视网膜裂孔。

由于球囊手术中不做巩膜穿刺放液，视网膜下积液较多，术后2～3天，球囊顶压嵴在视网膜裂孔位置，但视网膜仍脱离，视网膜裂孔未见与球囊顶压嵴贴附，需玻璃体注气治疗。注气后要求患者俯卧位，即裂孔朝上的位置，利用气泡表面的张力封闭视网膜裂孔，阻止玻璃体腔液体经视网膜裂孔进入视网膜下，同时，注入的气泡可分离玻璃体与视网膜的粘连，解除玻璃体对视网膜的牵拉。注气2～3天后视网膜复位，予以激光封闭视网膜裂孔。

若球囊未完全顶压到视网膜裂孔，裂孔位于球囊顶压嵴的边缘，视网膜脱离没有复位，也可以考虑玻璃体注气治疗。

手术方法（图 6-17）

（1）结膜囊滴表面麻醉剂。

（2）前房穿刺放液。

（3）30G 针头于角膜缘后 3.5 ～ 4.0mm 穿刺巩膜进入玻璃体腔。

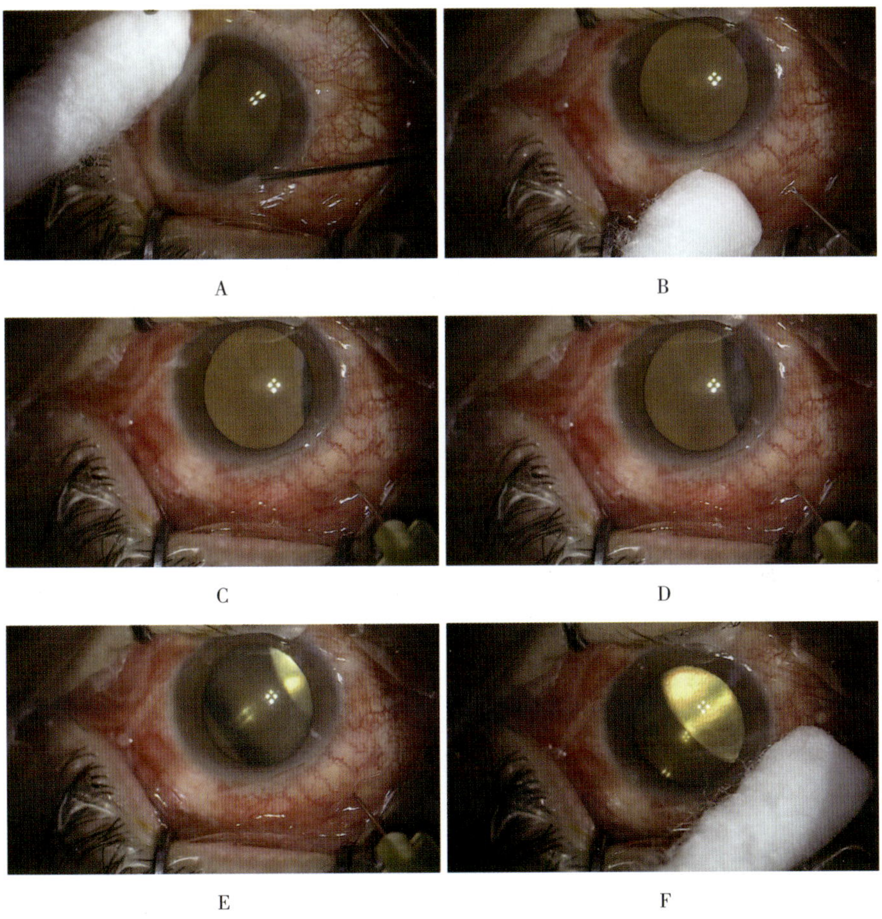

图 6-17　玻璃体注气手术步骤

注：A. 前房穿刺放液；B.30G 针头于角膜缘后 3.5 ～ 4.0mm 穿刺巩膜进入玻璃体腔；C. 向玻璃体腔注入无菌空气，近针头处瞳孔缘可见气泡边界；D、E. 继续缓慢推注无菌空气，可见气泡体积逐渐扩大，常规注射不少于 1ml 气体；F. 拔出针头，棉签压迫穿刺口。

（4）向玻璃体腔注入无菌空气，1.0 ～ 1.4ml。

（5）拔出针头，棉签压迫穿刺口。

典型病例 13

男性，45岁，主诉：右眼视力下降1周。既往史：无特殊。诊断：右眼孔源性视网膜脱离（图6-18）。

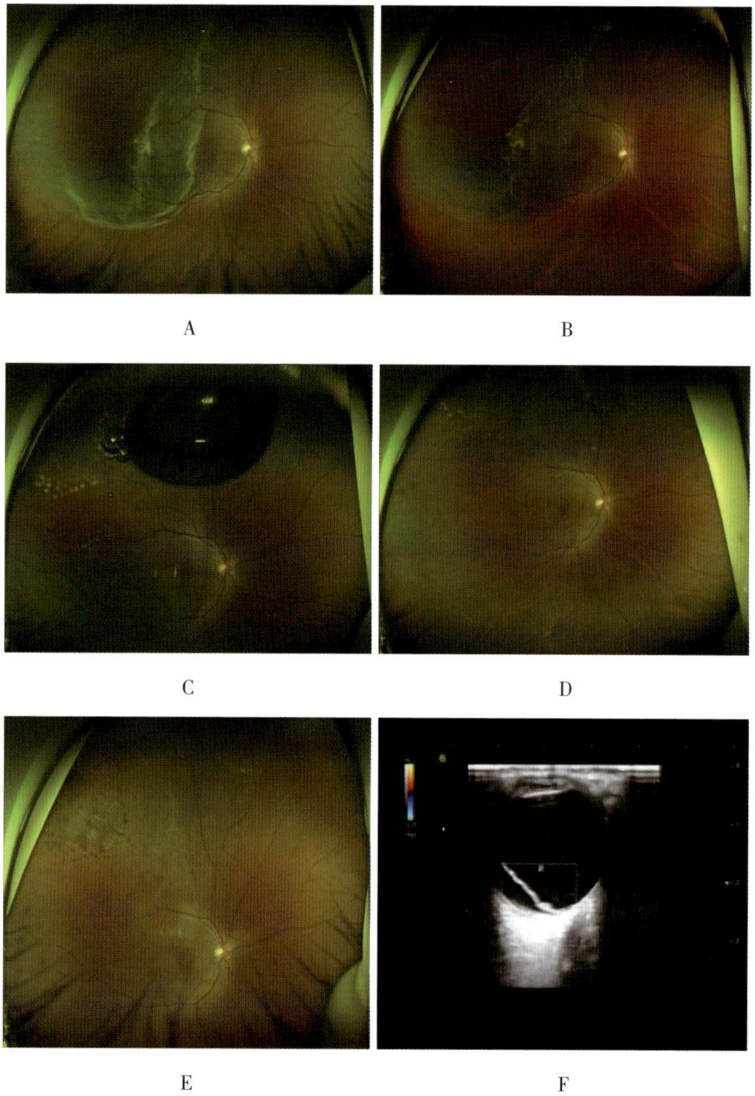

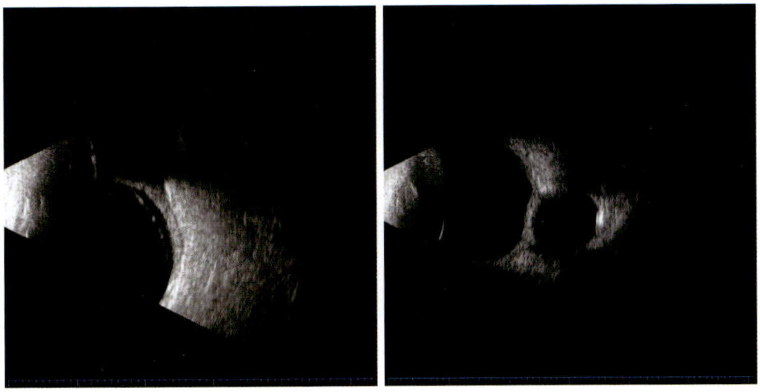

G　　　　H

图6-18　玻璃体注气手术前后图像（1）

注：A.术前右眼9：00～12：00钟点方位视网膜高度隆起，累及黄斑，颞上可见多发萎缩孔；B.球囊顶压术后3天，颞上隐约见球囊顶压嵴，视网膜裂孔位于巩膜嵴处，视网膜复位欠佳；C.玻璃体腔注气术后1天，玻璃体腔可见无菌空气气泡，颞上可见球囊顶压嵴，嵴上视网膜贴附，完成视网膜激光；D.注气术后10天，颞上球囊顶压嵴上可见色素性激光斑；E.球囊顶压术后8个月，视网膜脱离无复发；F.术前眼球彩超提示视网膜脱离；G.球囊顶压术后，B超可见球囊顶压嵴，视网膜仍脱离；H.玻璃体注气术后，B超可见球囊顶压嵴，视网膜复位。

典型病例14

女性，56岁，主诉：左眼视力下降5天。既往史：无特殊。诊断：左眼孔源性视网膜脱离（图6-19）。

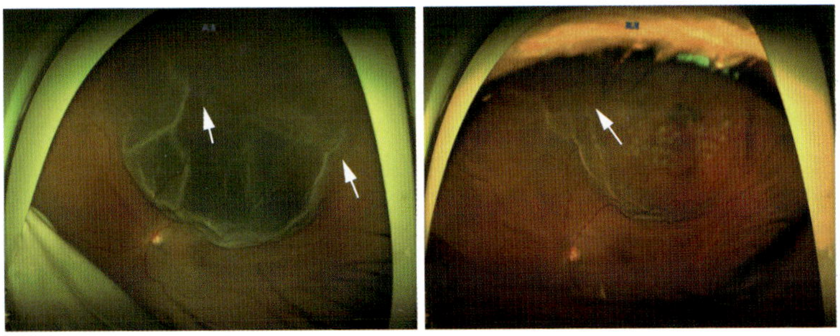

A　　　　B

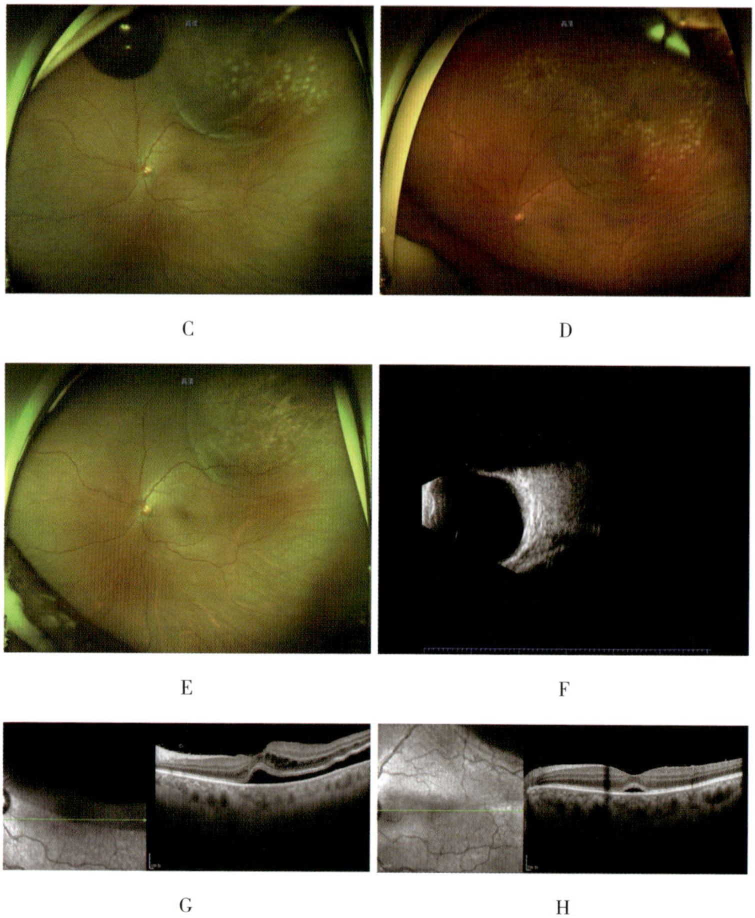

图6-19　玻璃体注气手术前后图像（2）

注：A.左眼11：30～2：00钟点方位赤道部可见条带状格子样变性区，变性区两端分别有视网膜裂孔（箭头），上方视网膜呈球形隆起，且累及黄斑；B.球囊顶压术后第2天，视网膜下液大部分吸收，颞上可见球囊顶压嵴，格子样变性区及2：00钟点方位视网膜裂孔位于嵴上，嵴上可见部分激光斑，11：00钟点方位裂孔位于顶压嵴旁，伴少量视网膜下液；C.辅助玻璃体腔注气术后第1天，玻璃体腔可见无菌空气气泡，视网膜下液进一步吸收；D.加强变性区及裂孔周围激光光凝；E.球囊顶压术后4周，视网膜平伏，球囊顶压嵴上可见色素性激光斑；F.球囊顶压术后B超示球囊顶压嵴清晰可见；G.术前OCT示左眼黄斑区视网膜神经上皮层脱离，层间水肿囊腔；H.术后4周OCT示黄斑区神经上皮层复位，仅中央凹处少量视网膜下液。

手术要点

（1）玻璃体注气前需前房穿刺放液，降低眼压。

（2）穿刺巩膜后勿进针过深，以刚穿过巩膜为好，刚刚感觉到漏空感为宜。

（3）注气速度要缓慢，勿产生鱼卵样气泡。

（4）如术后眼压高，需即刻静脉滴注甘露醇。

并发症及处理

（1）注气后眼压高，引发头痛、恶心、呕吐，即刻静脉滴注甘露醇。

（2）新发视网膜裂孔，多与玻璃体气泡引发玻璃体牵拉变性区导致新裂孔有关，注气后密切观察视网膜脱离附近情况，尤其视网膜格子变性区，及时发现并激光治疗。

第十二节　球囊调位术

根据我们球囊手术病例分析，约20%球囊手术后球囊位置偏移，视网膜裂孔不能贴附在球囊顶压嵴上，不能发挥“苍蝇拍效应”，视网膜脱离未见复位。球囊手术后球囊位置出现偏移的主要原因：①球囊植入时位置不正。②术后眼球活动后球囊移位。术后球囊偏移需尽早采取手术治疗。

手术方法

（1）原手术部位球结膜下麻醉。

（2）打开原球结膜切口，分离组织，暴露球囊。

（3）经注水阀抽出球囊内液体，将球囊取出体外。

（4）依照视网膜裂孔定位，于角膜缘后相对应距离处，在巩膜预置缝线一针。

（5）重新放置球囊在裂孔的位置。

（6）前房穿刺放液，降低眼压。

（7）球囊注水，结扎球囊注水管根部固定预置缝线。

（8）缝合球结膜切口。

典型病例 15

男性，51岁，主诉：右眼视力下降6天。既往史：无特殊。诊断：右眼孔源性视网膜脱离。视网膜脱离范围7：30～10：00钟点方位（图6-20）。

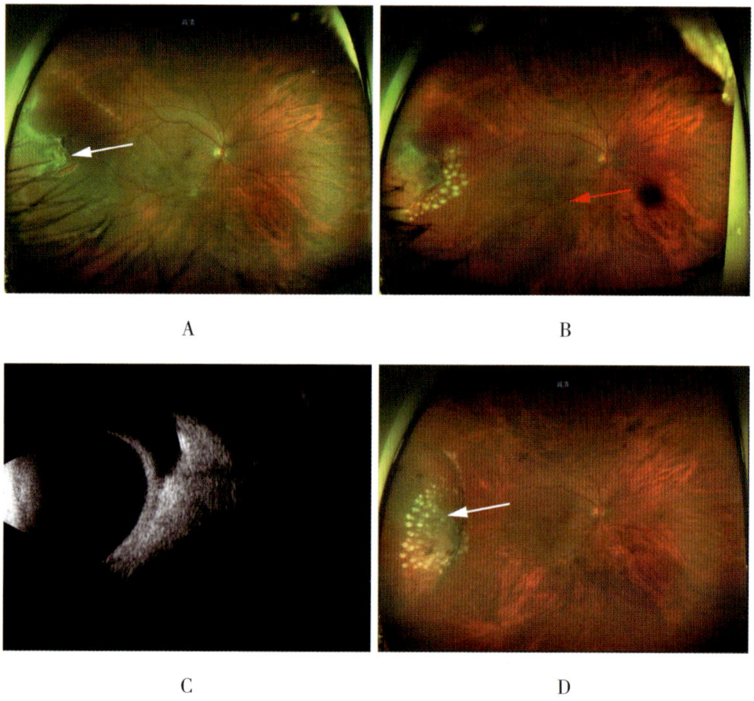

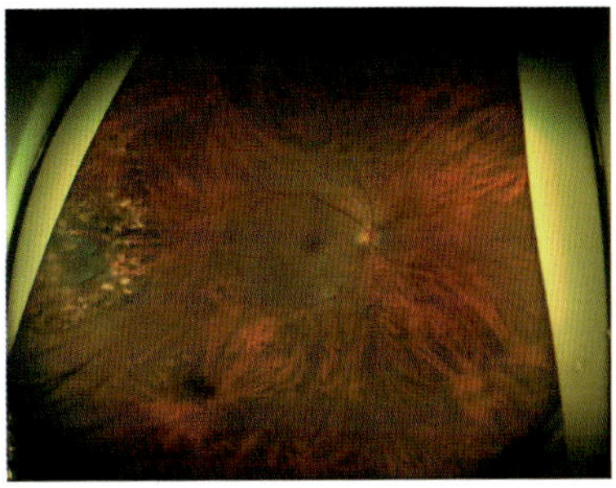

E

图6-20　球囊调位手术前后图像

注：A.右眼颞侧视网膜脱离，裂孔位于颞侧直肌下，9：00钟点方位，赤道部（白色箭头）；B.球囊顶压手术后巩膜嵴偏后，球囊顶压嵴隆起不明显，视网膜裂孔未完全贴位（红色箭头）；C.B超提示球囊顶压位置偏后；D.术后第2天予以球囊调位，球囊调位后可见巩膜嵴明显隆起，裂孔位于嵴上，并有效地实现激光封闭裂孔（白色箭头）；E.2个月后球囊取出，裂孔处可见色素性激光斑，视网膜在位。

手术要点

（1）局麻下原结膜切口打开，暴露球囊。

（2）抽出球囊内液体，将球囊取出体外。

（3）根据裂孔位置，需将球囊注水管根部固定巩膜缝线一针。

第十三节　激光包围内视网膜脱离球囊顶压手术

尚未发生视网膜脱离的视网膜裂孔，激光封闭视网膜裂孔是一种重要方法，以防止视网膜脱离。视网膜裂孔引发局限视网膜脱离，如果脱离范围小，为限制视网膜脱离的发展，也可考虑围绕脱离区进行激光包围治疗，尤其是年老体弱者，激光包围裂孔治疗也不失为上策。为了能接近裂孔边缘进行激光光凝封闭视网膜裂孔，减少激光包围区内视网膜因长期脱离失去功能，球囊顶压手术将脱离的视网膜复位，再沿裂孔边缘进行激光光凝治疗，也是一种行之有效、值得考虑的方法。

典型病例 16

男性，56岁，左眼前突发黑影飘动，检查眼底发现左眼颞上视网膜裂孔，裂孔位于赤道部，其周视网膜局限脱离，予以激光包围裂孔治疗，但裂孔周围视网膜仍脱离。球囊顶压视网膜裂孔部位后视网膜脱离复位，沿裂孔边缘进行激光光凝，封闭视网膜裂孔（图6-21）。

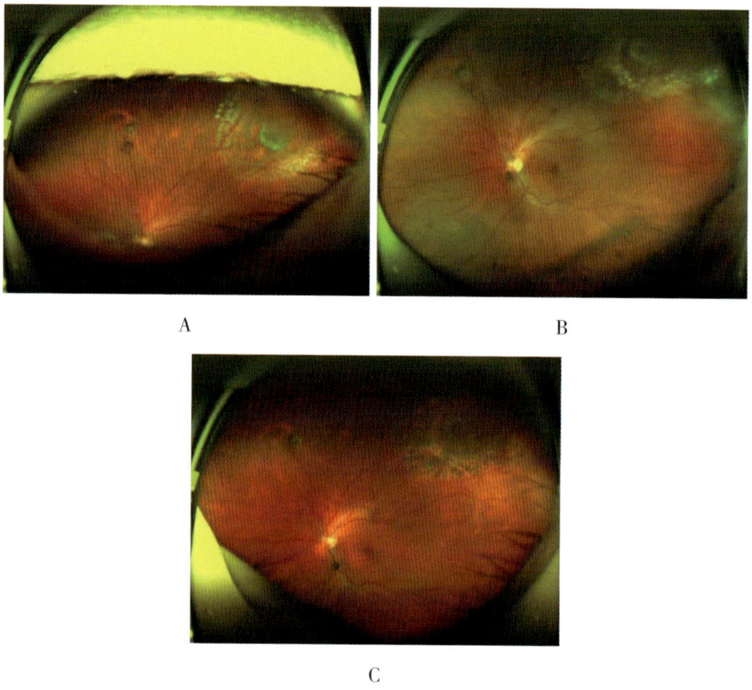

图6-21　激光包围内视网膜脱离球囊手术前后图像（1）

注：A.左眼颞上视网膜局限脱离，行激光包围治疗；B.球囊顶压术后第1天，裂孔周围脱离视网膜复位，并予以激光治疗；C.球囊手术后1.5个月，球囊已取出1个月，颞上视网膜裂孔周围可见色素性激光斑，视网膜未见脱离。

典型病例17

女性，43岁，左眼颞下孔源性视网膜脱离，裂孔周围视网膜脱离范围较大，予以激光包围治疗。球囊顶压手术后脱离的视网膜复位，予以视网膜裂孔周围激光光凝治疗（图6-22）。

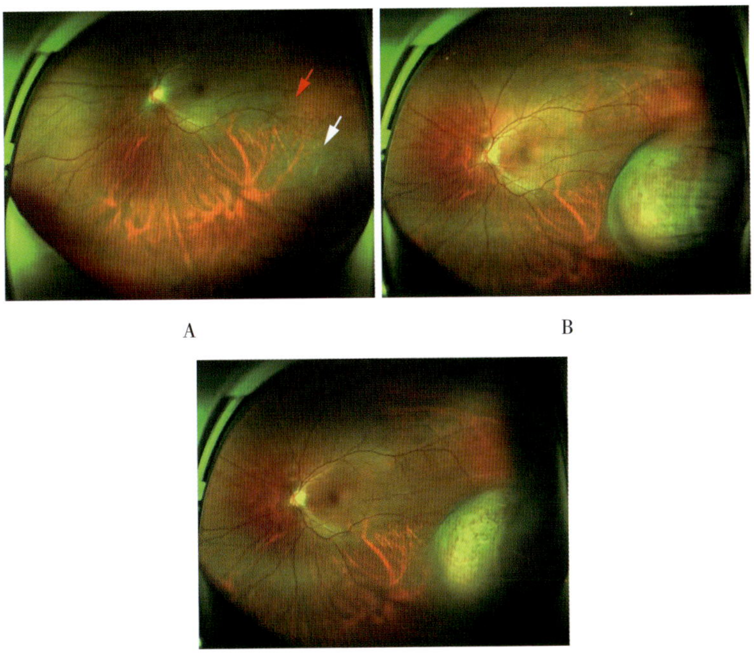

A　　B　　C

图6-22　激光包围内视网膜脱离球囊手术前后图像（2）

注：A.左眼颞下视网膜脱离，其外周视网膜可见色素性激光斑围绕脱离区（红色箭头），脱离区内可见视网膜裂孔，位于变性区内（白色箭头）；B.球囊顶压术后第1天，眼底颞下可见隆起的球囊顶压嵴，变性区及裂孔在嵴上，嵴上视网膜复位；C.球囊顶压术后第10天，颞下球囊顶压嵴仍高隆起，其上激光治疗处呈色素沉着。

手术要点

（1）术前按照钟点方位及裂孔所在部位进行裂孔定位，确保球囊植入在裂孔位置。

（2）原激光包围内视网膜脱离不高，球囊植入时向球囊内注水不大于1.5ml。

第十四节　折叠球囊减压术或取出术

FCB手术治疗孔源性视网膜脱离，视网膜复位后可以考虑球囊减压或球囊取出，尤其患者存在明显不适感及复视时，可以尽早采取手术。一般球囊手术后10天，根据患者需求，可以行球囊减压或球囊取出手术。球囊减压手术操作简单，在门诊裂隙灯显微镜下即可进行，球囊取出可在门诊手术室完成。

一、折叠球囊减压术

球囊减压术即球囊放液术，不需要结膜切开，用25G针头（1ml注射器）将球囊刺破，球囊内液体则自然流出。

手术方法

（1）结膜囊滴表面麻醉剂，开睑器开睑。

（2）患者额部及下颌部固定在裂隙灯托架上，确定球囊体部所在位置。

（3）1ml注射器针头经球结膜穿刺球囊体部。

（4）抗生素滴眼液点眼。

二、折叠球囊取出术

利用门诊手术室，局部球结膜麻醉下行球囊取出手术。

手术方法（图 6-23）

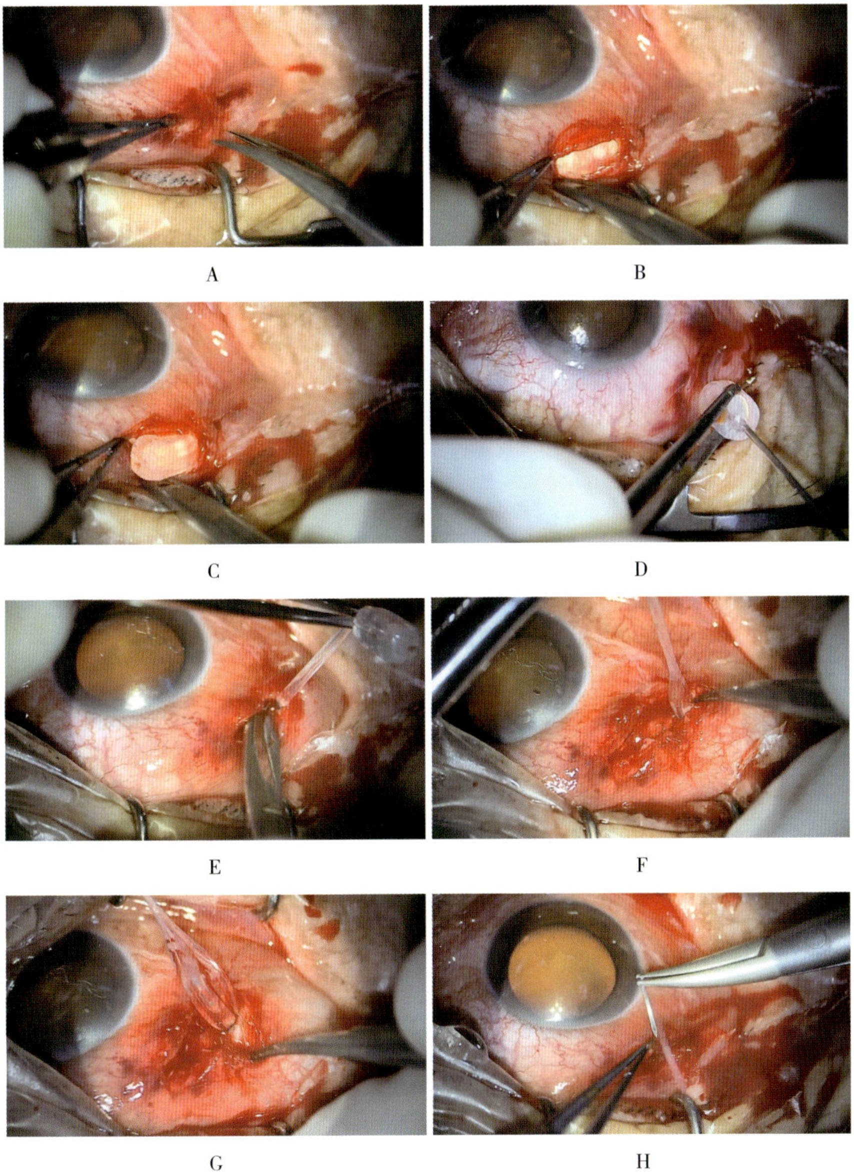

图6-23　球囊取出手术步骤

注：A.于球囊注水阀处剪开球结膜；B、C.分离注水阀表面包裹组织，暴露注水阀；D.1ml注射器由注水阀抽出球囊内液体；E.进一步钝性分离球囊颈部包裹组织；F、G.取出球囊；H.缝合球结膜切口。

(1) 球囊所在位置结膜下麻醉。

(2) 于球囊注水阀处剪开球结膜。

(3) 分离注水阀表面包裹组织，暴露注水阀。

(4) 1ml或5ml注射器由注水阀抽出球囊内液体。

(5) 进一步钝性分离球囊颈部包裹组织。

(6) 取出球囊。

(7) 缝合球结膜切口。

手术要点

(1) 可针刺球囊或经注水阀抽出球囊内液体。

(2) 分离球囊颈部的包裹组织。

典型病例 18

女性，54岁，主诉：左眼视物遮挡感3天。既往史：无特殊。诊断：左眼孔源性视网膜脱离（图6-24）。

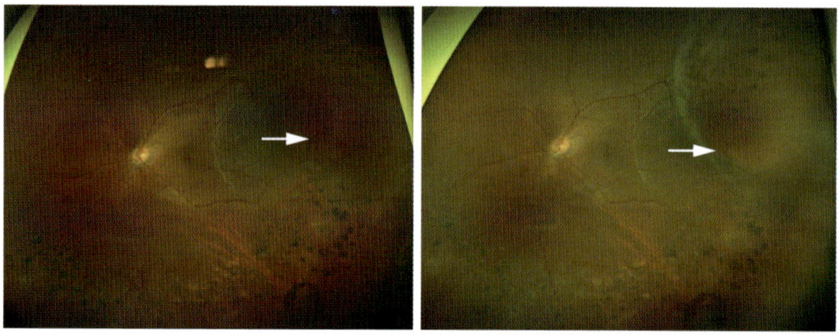

A　　　　B

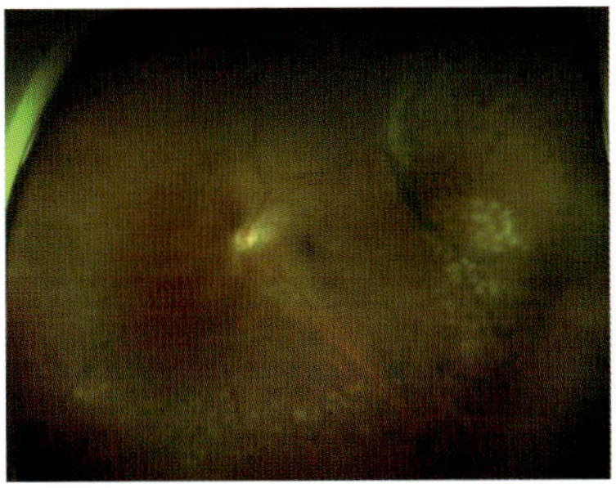

C

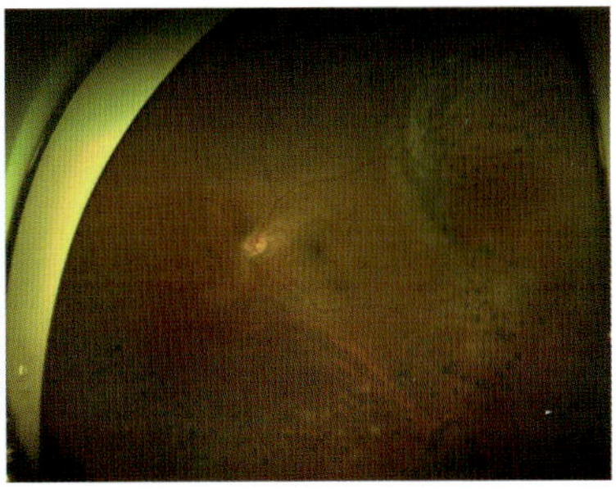

D

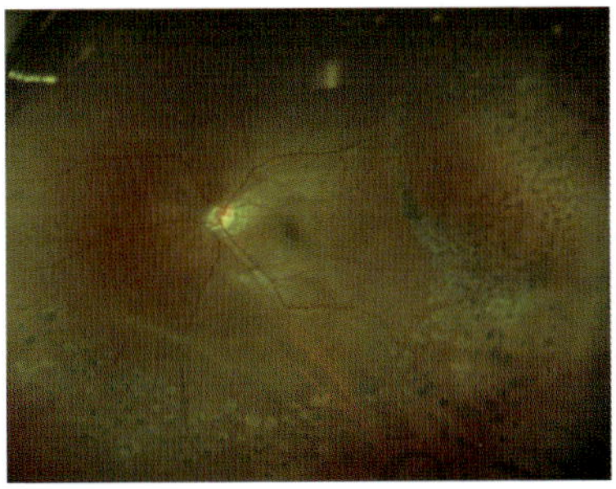

E

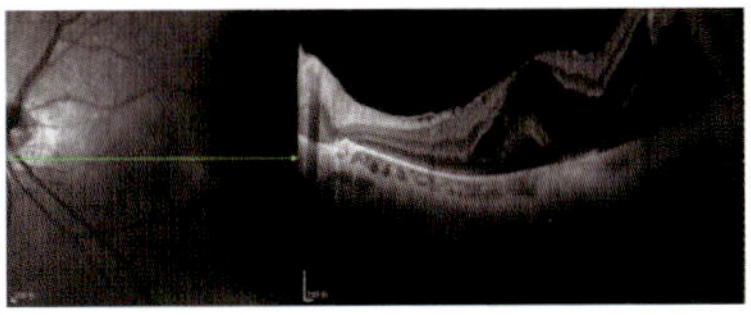

F

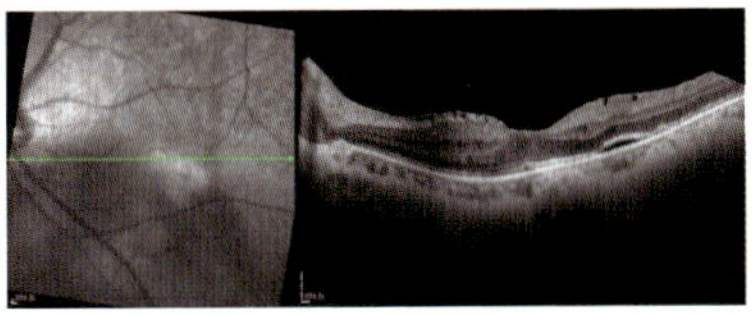

G

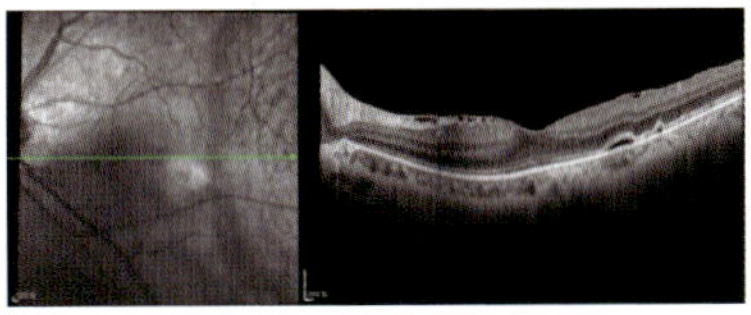

H

图6-24　球囊取出手术前后图像

注：A.术前左眼颞侧赤道部马蹄形视网膜裂孔（箭头），颞侧视网膜灰白色隆起，视网膜可见大量陈旧激光斑；B.球囊顶压术后第1天，顶压嵴清晰可见，裂孔（箭头）位于顶压嵴侧方边缘，视网膜下液吸收（“苍蝇拍效应”）；C.术后第5天，裂孔周围激光斑清晰可见；D.术后2周，视网膜平伏在位，裂孔周围陈旧激光斑；E.FCB取出后10周，视网膜脱离无复发；F.OCT示术前左眼黄斑区视网膜神经上皮层间囊腔样改变，伴视网膜下液；G.球囊顶压术后第5天，视网膜神经上皮层间囊腔消失，视网膜下液基本吸收；H.FCB取出后10周，黄斑区视网膜在位。

第十五节　折叠球囊手术并发症及处理

球囊手术尽管是微创巩膜外顶压手术，但也难免出现一些并发症，尤其是球囊注水量大，球囊体积大，局部会出现球囊隆起突出外观，同时也会限制眼球运动，引起复视。球囊手术后视网膜发生新裂孔或黄斑裂孔，导致视网膜再脱离，或视网膜脱离不能复位。

一、复视、球囊暴露

复视、球囊暴露是球囊手术后一种常见的并发症，轻者随着术后时间推移，症状逐渐改善或消失，重者复视严重，且球囊向外突出，需采取一些措施，改善症状，待球囊取出后复视自然消退。

典型病例 19

男性，54岁，左眼颞下黑影遮挡2天。左眼底可见鼻上视网膜脱离，可见马蹄形裂孔和变性区，黄斑未累及，采用折叠球囊顶压手术（图6-25）。术后患者出现复视，眼球略向外下斜，上转、内转受限，拉开上睑可见球结膜下隆起的球囊向外突出（图6-26）。

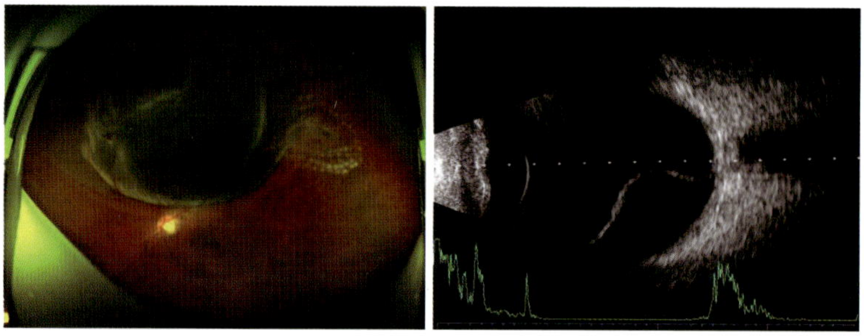

A　　　　B

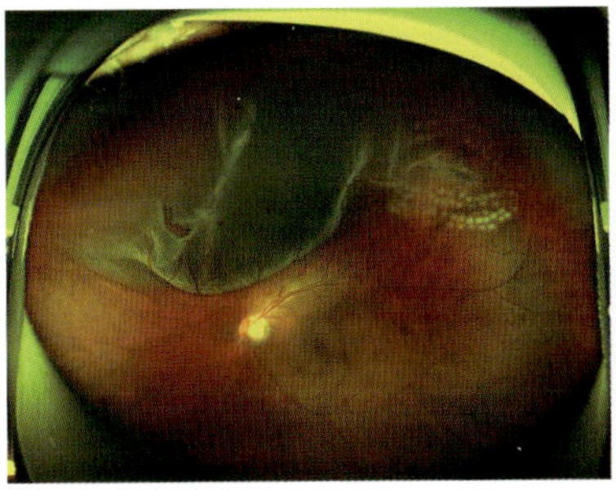

C

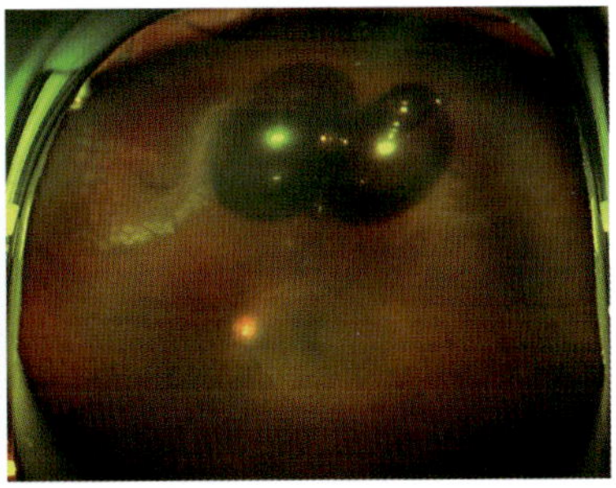

D

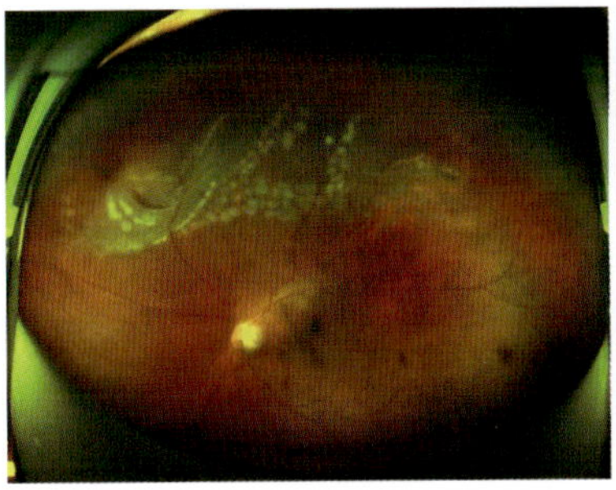

E

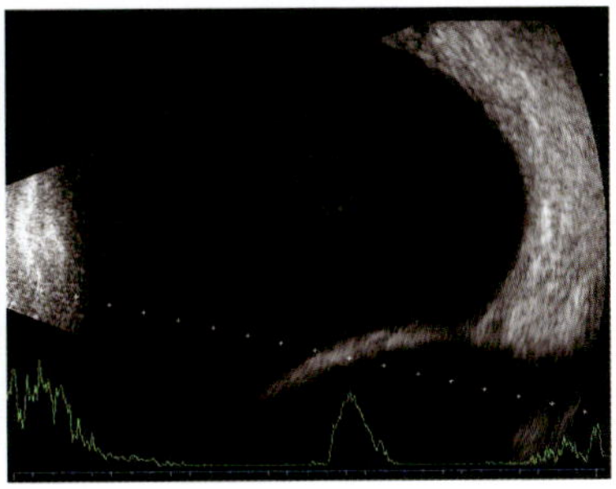

F

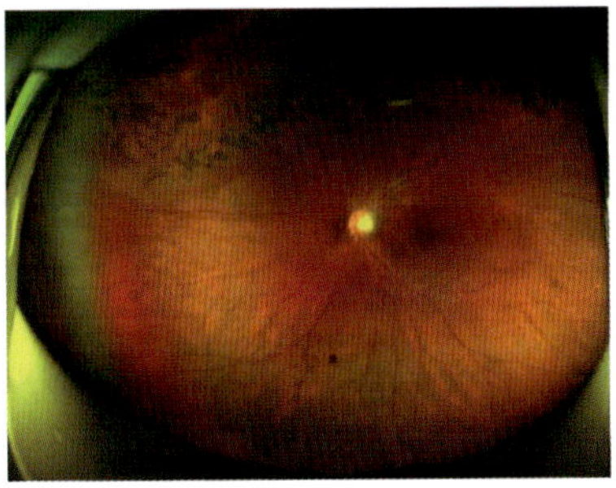

G

图6-25　鼻上视网膜脱离球囊手术前后图像

注：A.术前左眼上方球形隆起视网膜脱离，可见马蹄形裂孔及变性区，邻近视网膜脱离颞侧可见视网膜变性区，行激光包围治疗；B. B超提示脱离的视网膜高度隆起，活动度好；C.术后第1天，视网膜脱离处可见隆起的球囊顶压巩膜嵴，裂孔在嵴上的内侧边缘，视网膜仍有脱离；D.术后第2天，行玻璃体注气1ml，视网膜脱离逐渐复位，并予以激光治疗；E.玻璃体注气7天后，气体吸收，进一步完善激光治疗；F.B超显示视网膜脱离复位，可见球囊顶压巩膜向内隆起，形成巩膜嵴；G.球囊手术后第26天，视网膜脱离复位。

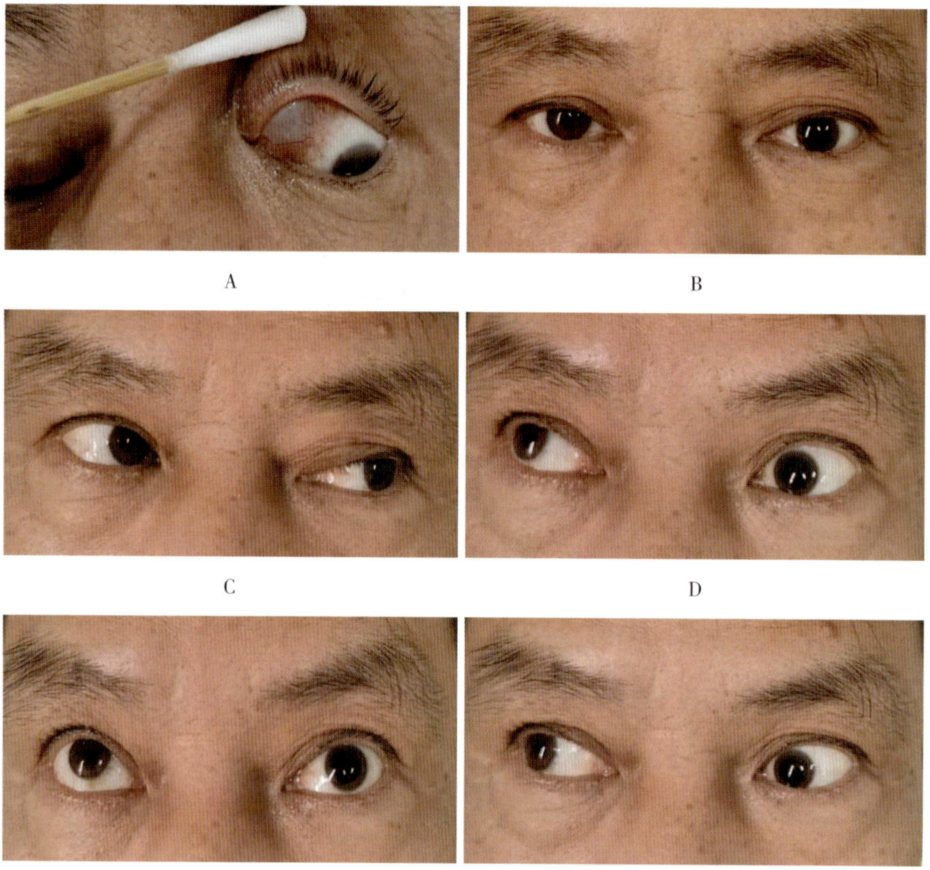

A　　B　　C　　D　　E　　F

图6-26　球囊术后眼位

注：左眼球囊手术后患者出现复视，眼位不正。A.扒开上睑，距角膜缘1.0cm鼻上球结膜下可见半透明球形隆起，其周少许充血；B.自然状态下，双眼正视前方，左眼位略向外斜，余无其他异常表现；C.左眼外转不受限，眼位基本正常；D.左眼向内上转，眼球转动显著受限：E.左眼上转稍许受限；F.左眼球内转受限。

并发症处理

（1）球囊手术后出现复视、球囊暴露，只要患者能接受，可以等待球囊取出，症状则消失。

（2）如果患者有严重不适感，可考虑术眼遮盖。

二、视网膜再脱离

球囊手术后视网膜再脱离发生2例，占球囊手术5%。其主要原因为手术后视网膜变性区出现新的裂孔，可能与玻璃体注气有关。

典型病例 20

女性，36岁，主诉：右眼视力下降2周。既往史：双眼高度近视。诊断：右眼孔源性视网膜脱离。检查右眼底可见颞上视网膜广泛脱离，且隆起较高，伴较大范围视网膜格子样变性区，裂孔位于颞上赤道部格子样变性区，可见视网膜皱褶和下膜。行球囊顶压手术（图6-27）。

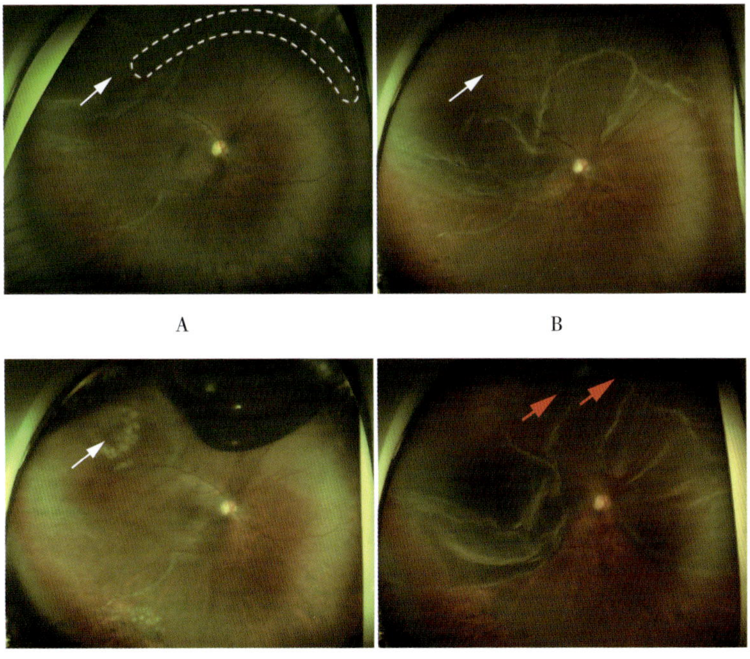

A　B

C　D

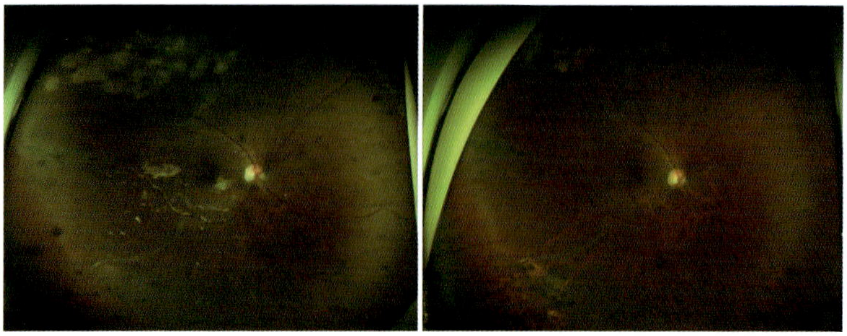

E　　　　F

图6-27　球囊手术后视网膜再脱离

注：A.术前可见颞上马蹄形视网膜裂孔（白色箭头），上方广泛视网膜变性区伴增生（白色虚线内）；B.球囊顶压术后3天，颞上球囊顶压嵴隐约可见，视网膜裂孔（白色箭头）在嵴上，视网膜复位不理想；C.注气术后第2天，视网膜复位，位于顶压嵴上视网膜裂孔予视网膜激光光凝封闭（白色箭头）；D.1周后复诊，视网膜脱离复发，上方原视网膜变性区内可见多发裂孔（红色箭头）；E.玻璃体切除联合硅油填充术后，视网膜复位；F.硅油取出术后半年，视网膜平伏在位，上方可见陈旧激光斑。

并发症处理

（1）玻璃体注气后视网膜复位，不要满足原视网膜裂孔的激光治疗，将变性区同时予以激光光凝，也许可避免新的视网膜裂孔发生。

（2）玻璃体切除联合气体或硅油填充（如果患者工作需要，考虑硅油填充为主）。

三、黄斑裂孔

令人费解的是视网膜脱离球囊手术后发生黄斑裂孔，可能球囊手术后视网膜下液体积聚于黄斑，加重黄斑脱离，引发黄斑裂孔。

典型病例 21

男性，62岁，主诉：右眼视力下降5天。既往史：无特殊。诊断：右眼孔源性视网膜脱离。检查眼底可见右眼上方视网膜广泛脱离，12：00钟点方位赤道偏后可见鱼嘴样裂孔，脱离的视网膜色调发灰，广泛皱褶呈波浪样，黄斑受累脱离。予以球囊巩膜外顶压手术，术后球囊顶压嵴明显，裂孔在嵴上，且能激光封闭裂孔，但黄斑脱离未见好转，且出现裂孔（图6-28）。

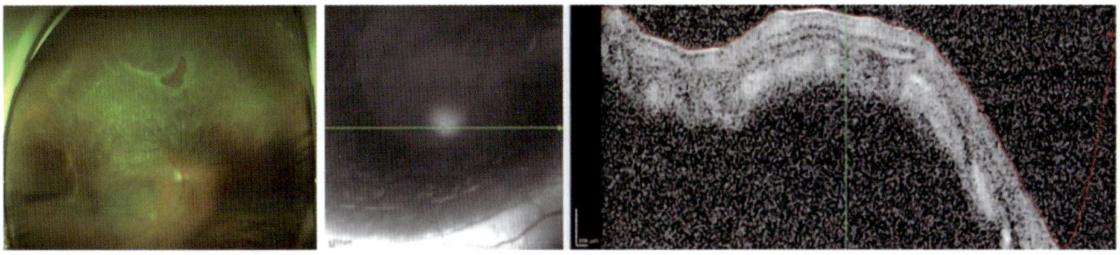

A　　B

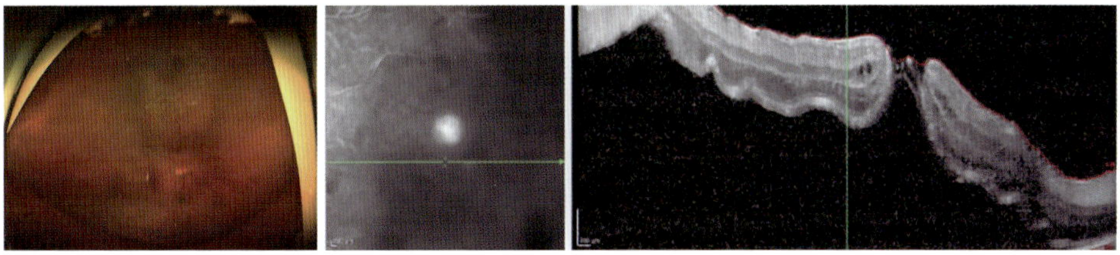

C　　D

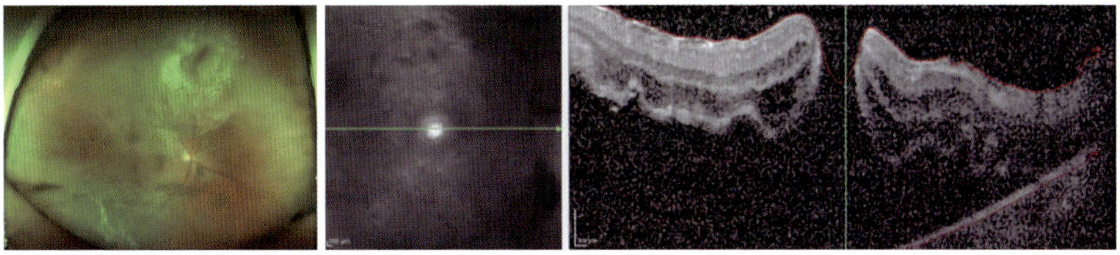

E　　F

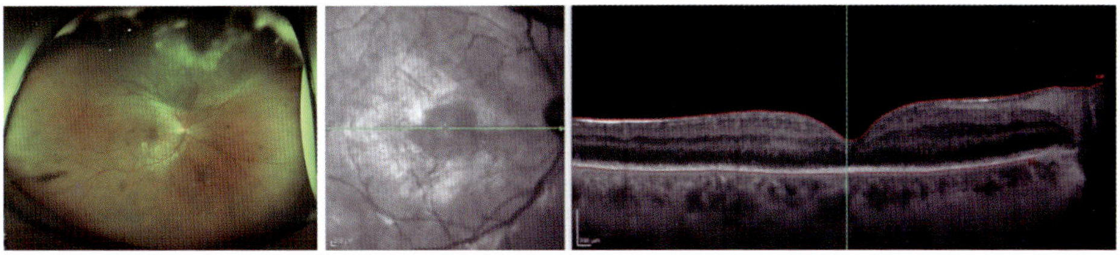

G　　H

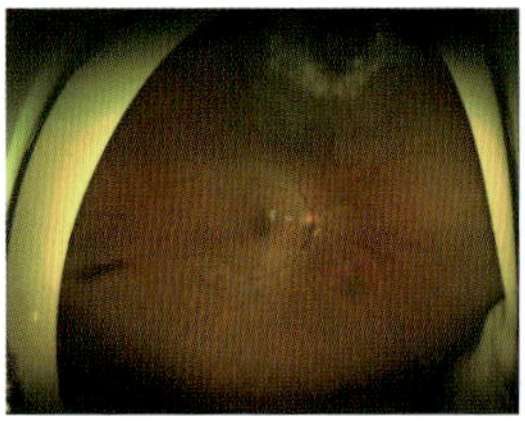

I

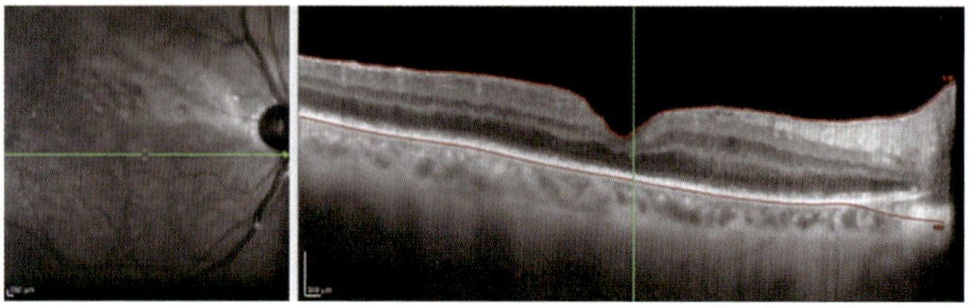

J

图6-28 球囊手术后继发黄斑裂孔

注：A.术前上方赤道部似鱼嘴样视网膜裂孔，孔缘卷曲，上方及颞侧视网膜灰白色隆起，呈广泛波浪样皱褶，累及黄斑；B. OCT示黄斑脱离，且隆起较高；C.球囊顶压术后第4天，上方可见球囊顶压嵴，裂孔位于嵴上，孔周可见新鲜激光斑，视网膜下液较前吸收，但黄斑区仍脱离，且出现裂孔；D.OCT示黄斑区神经上皮层近全层断裂，仅少量组织相连；E.球囊术后第10天，视网膜脱离较前加重，黄斑区全层裂孔；F.OCT示黄斑区全层裂孔；G.玻璃体切除联合硅油填充术后第1天，视网膜平伏，裂孔位于球囊顶压嵴上，可见新鲜激光斑；H.术后第1天OCT示黄斑裂孔基本闭合，视网膜复位；I.玻璃体切除手术后1周，视网膜平伏在位；J.OCT示黄斑中央凹形态结构良好。

并发症处理

（1）玻璃体切除联合硅油填充。

（2）黄斑裂孔不需要内界膜剥离。

第七章

牵拉性视网膜脱离手术治疗

概 述

牵拉性视网膜脱离是由玻璃体、视网膜增生引起的视网膜脱离，常见原因包括长期视网膜脱离、增生性玻璃体视网膜病变（proliferative vitreo retionopathy，PVR）、增殖性糖尿病视网膜病变（proliferative diabetic retinopathy，PDR）、眼外伤、炎症、视网膜血管疾病、玻璃体视网膜手术、冷冻治疗、激光治疗等。

牵拉性视网膜脱离同时也可发生视网膜裂孔，牵拉和裂孔并举加重视网膜脱离的程度。如果不及时将裂孔封闭，视网膜脱离会逐渐加重。周边或局部牵拉未累及黄斑的视网膜脱离，也可以随诊观察或激光治疗。若发现视网膜裂孔，则考虑手术治疗。

根据视网膜脱离情况和程度，牵拉性视网膜脱离可选择不同的手术方式，包括外路手术、内路手术或内外路联合手术。外路手术主要是扣带术，包括巩膜外局部加压术、巩膜外环扎术及球囊顶压手术；内路手术主要是玻璃体切除、剥膜及视网膜切开、气体或硅油眼内填充等手术。

第一节 外路手术

外路手术指眼球外扣带术，如巩膜外局部加压术、巩膜外环扎术及球囊顶压手术。通常用于孔源性视网膜脱离及一些陈旧视网膜脱离，伴有广泛视网膜下增生，通过巩膜外加压或环扎，推动眼球壁向眼内突出，使色素上皮和脱离的视网膜接触，同时缩小玻璃体腔，松解牵拉，有利于视网膜复位。

一、巩膜外加压术

巩膜外加压术主要针对视网膜裂孔所在部位于巩膜外加压，将脱离的视网膜裂孔通过外加压实现裂孔与其后组织接触，完成激光或冷冻封闭视网膜裂孔。巩膜外加压也起到缩小玻璃体腔、松解玻璃体视网膜牵拉的作用。对于陈旧、时间较长的视网膜脱离，尤其青少年复杂视网膜脱离，外路手术治疗是优先选择的手术方式，可避免因手术创伤引起的病情加重，也可遏制视网膜增生的发展，使视网膜脱离复位（图7-1 ～ 图7-4）。

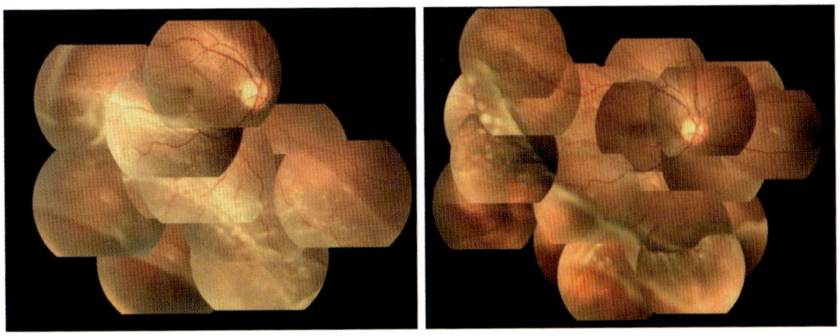

A　　　　B

图7-1　巨大视网膜裂孔视网膜脱离巩膜外加压手术前后图像

注：A.男性，24岁，右眼颞下巨大裂孔、视网膜脱离伴视网膜下增生，累及黄斑；B.行局部巩膜外加压手术治疗后，可见视网膜脱离复位，裂孔在嵴上，并予以激光治疗。

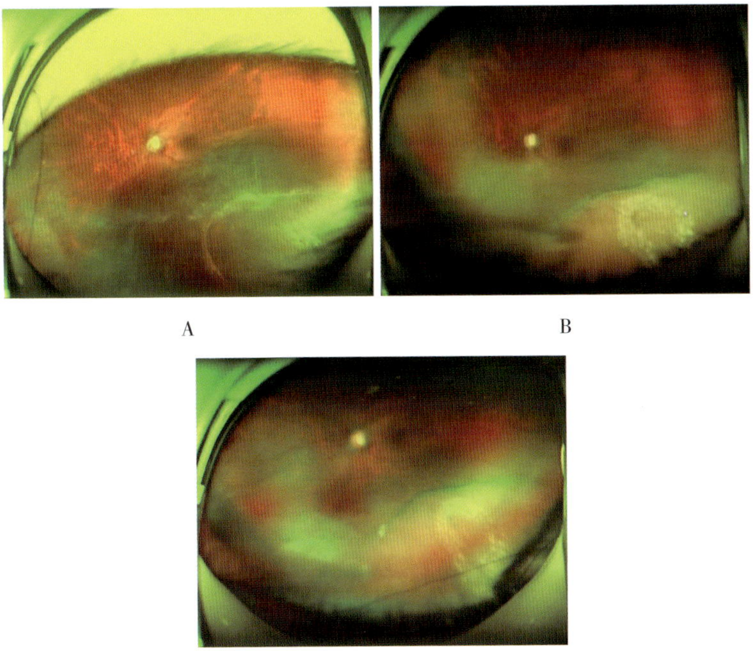

A　　　　B

C

图7-2　颞下视网膜裂孔视网膜脱离巩膜外加压手术前后图像

注：A.左颞下视网膜脱离，累及黄斑，且可见视网膜下膜；B.局部巩膜外加压术后第1天，视网膜脱离明显好转，可见隆起巩膜嵴，裂孔在嵴上，予以激光治疗；C.术后第4天，激光斑呈淡黄色，视网膜下液体逐渐吸收。

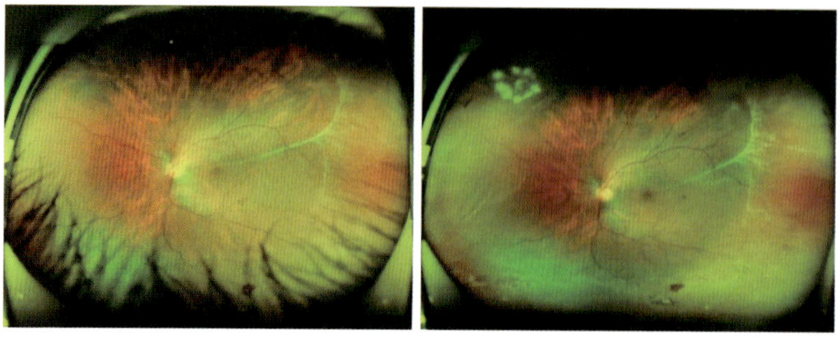

A　　B

图7-3　颞侧视网膜脱离巩膜外加压手术前后图像

注：A.左眼颞侧视网膜脱离，累及黄斑，未查到视网膜裂孔，可见视网膜下膜延伸向黄斑；B.巩膜外加压后可见视网膜脱离明显好转，鼻上周边视网膜局部可疑裂孔处激光光凝。

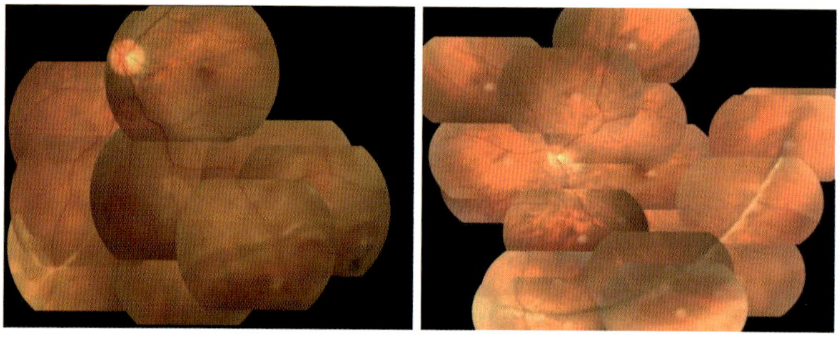

A　　B

图7-4　下方视网膜脱离巩膜外加压手术前后图像

注：A.左眼下方广泛视网膜脱离伴有增生及视网膜裂孔；B.巩膜外局部加压后视网膜脱离复位。

二、巩膜外环扎术

复杂视网膜脱离，玻璃体手术并不是唯一方法。在某些情况下，虽然视网膜广泛脱离、增生伴有视网膜下膜，而玻璃体增生不明显，可考虑巩膜外环扎术，尤其在青少年患者，更应注重巩膜外环扎术。巩膜外环扎术可有效缩小玻璃体腔、松解玻璃体视网膜牵拉及视网膜的僵硬、紧张，促使视网膜复位，实现复杂视网膜脱离简单手术（图7-5、图7-6）。

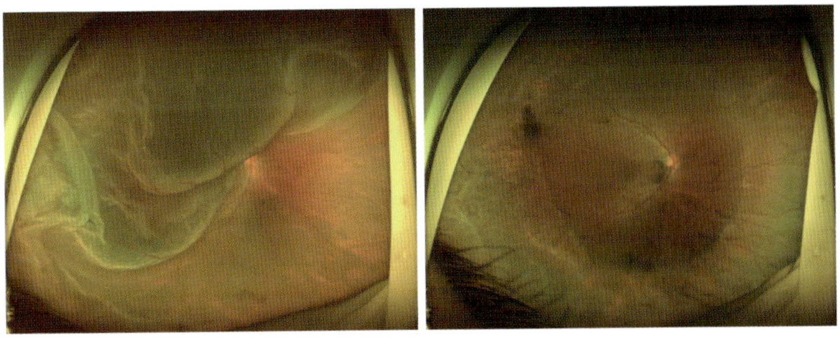

A　　　　B

图7-5　巩膜环扎术前术后图像（1）

注：男性，35岁，右眼视力下降5天。A.右眼上方及颞侧视网膜高度隆起，累及黄斑，颞侧可见鱼嘴样裂孔，周边大范围玻璃体增生牵拉；B.巩膜环扎术后1个月，视网膜复位，巩膜环扎嵴清晰，周边可见大量陈旧激光斑。

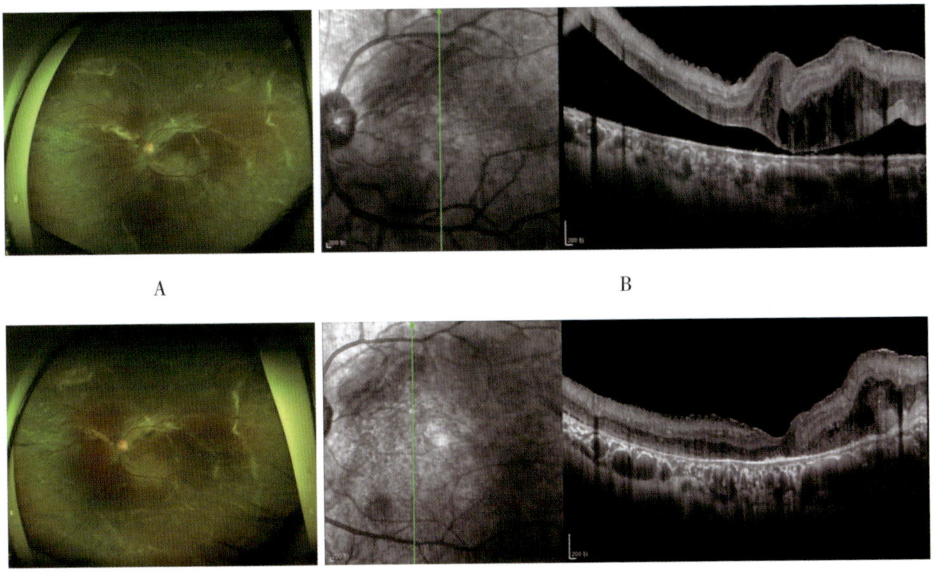

A　　　　B

C　　　　D

图7-6　巩膜环扎术前术后图像（2）

注：男性，24岁，左眼视力下降2年。A.左眼可见视网膜下大量增生膜及增生条索，牵拉全视网膜脱离；B.OCT示黄斑区视网膜神经上皮脱离，神经上皮层间可见囊样水肿；C.巩膜环扎术、不放液不冷冻术后3个月，左眼巩膜环扎嵴明显搞起，视网膜在位，视网膜下增生膜部分萎缩；D.OCT可见黄斑区视网膜神经上皮层复位，外层结构破坏。

第二节　内路手术

玻璃体混浊、增生，PVR，尤其前部玻璃体视网膜增生（前部PVR）、PDR、视网膜前或视网膜下增生膜牵拉视网膜脱离、巨大视网膜裂孔、黄斑裂孔，均需采取内路手术治疗，包括玻璃体切除、增生膜剥离、视网膜切开或切除、眼内激光、气体或硅油填充等，方可达到视网膜脱离复位目的。

一、增殖性糖尿病视网膜病变手术

PDR常因玻璃体视网膜增生膜增生牵拉视网膜脱离，导致视力严重下降。玻璃体切除手术是治疗PDR的主要方法，切除、切断视网膜前增生膜，解除视网膜牵拉，将脱离的视网膜复位，然后行视网膜激光光凝，是此手术的最终目的（图7-7）。

术前玻璃体注射抗血管内皮生长因子（vascular endothellal growth factor, VEGF）药物或曲安奈德，可减少术中增生膜与视网膜的粘连及出血。一般抗VEGF治疗后3～5天手术，以免注药后时间过长，导致增生膜僵硬及粘连程度加重，影响术中增生膜剥离；玻璃体注射曲安奈德5天至1个月内行玻璃体手术不影响手术效果，由于曲安奈德有抗炎作用，玻璃体手术前注射曲安奈德可减少术中及术后的炎症反应，有利于术后恢复（图7-8）。

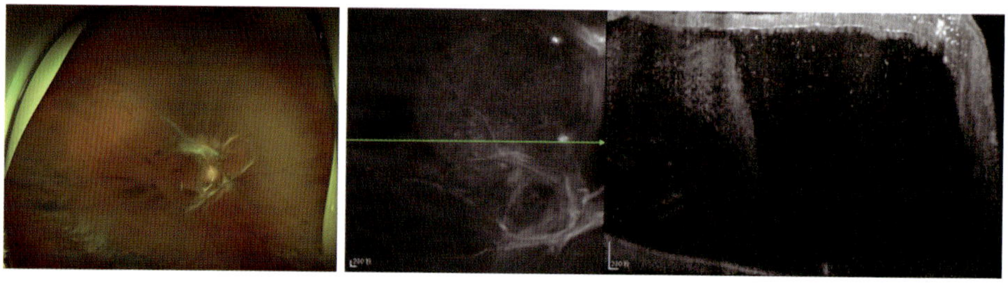

A　　　　　　　　B

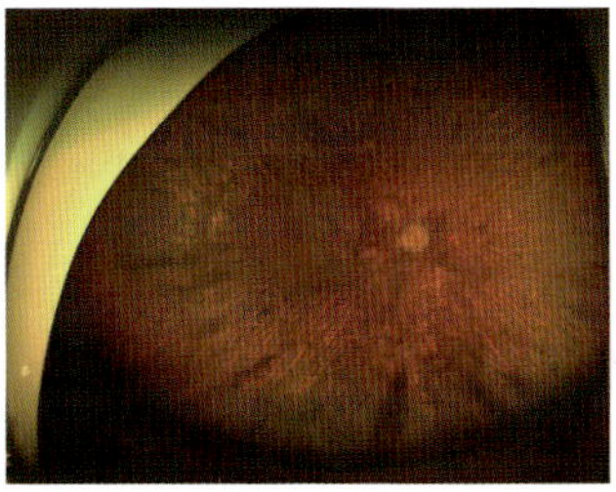

C

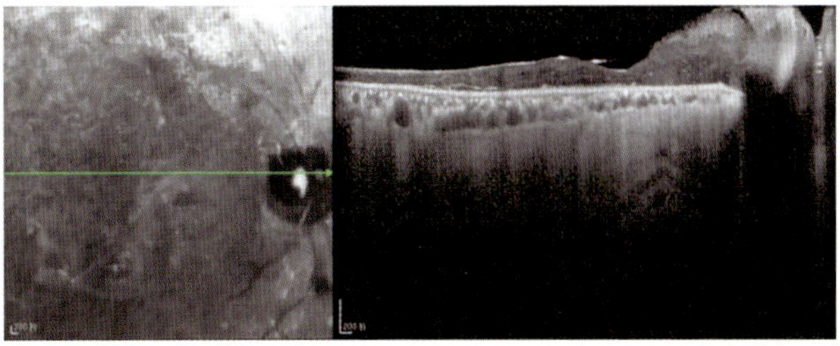

D

图7-7　PDR手术前后图像（1）

注：男性，62岁，右眼视力下降半年。既往有2型糖尿病、高血压、高脂血症、脑梗死病史多年。诊断为右眼牵拉性视网膜脱离、右眼2型PDR。A.右眼后极部环形纤维增生膜牵拉全视网膜脱离，部分视网膜血管白线，下方玻璃体可见黄白色陈旧出血；B.OCT示黄斑脱离；C.右眼玻璃体切除、剥膜、视网膜光凝联合硅油填充术后3个月，视网膜复位，增生膜消失，眼底豹纹状，可见大量陈旧激光斑；D.OCT显示术后右眼黄斑区视网膜在位，神经上皮层厚度变薄、外层结构萎缩。

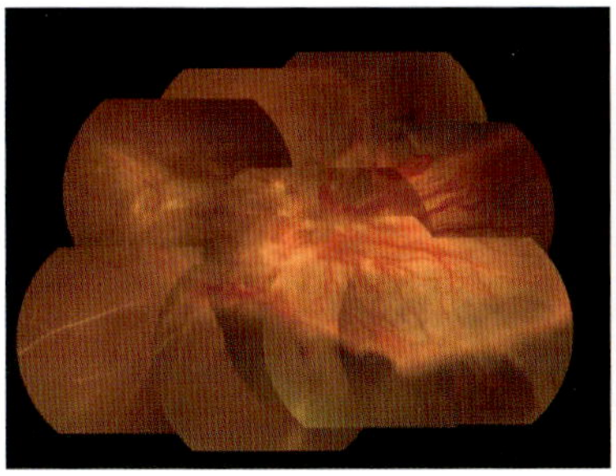

A

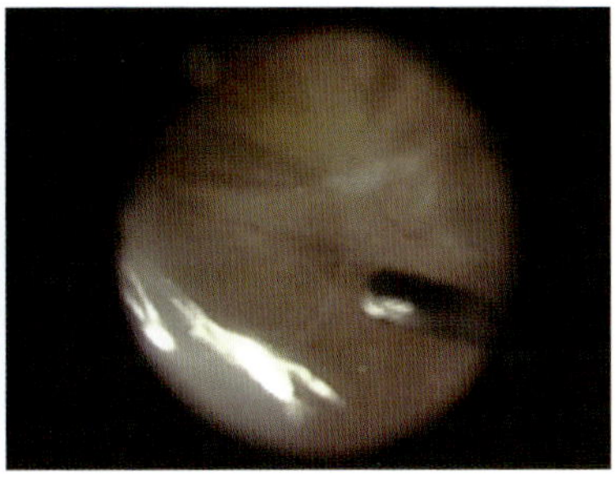

B

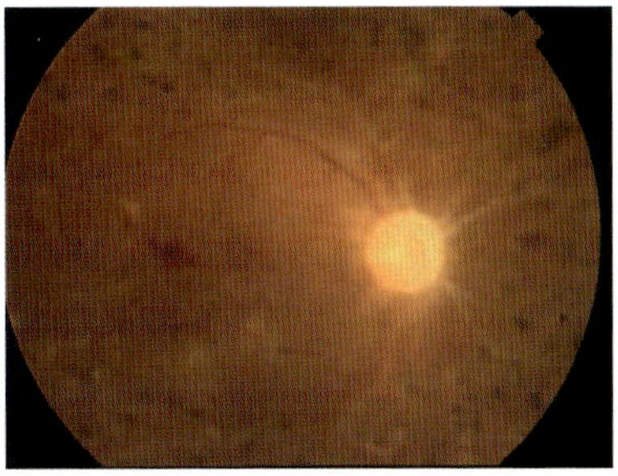

C

图7-8　PDR手术前后图像（2）

注：右眼PDR。A.术前视盘前及后极部视网膜可见广泛新生血管增生膜，视盘被遮挡，累及黄斑；B.术前1周玻璃体内注射曲安奈德4mg，玻璃体混浊，其内可见灰白色曲安奈德药物沉着，增生膜新生血管退缩；C.玻璃体切除术后视网膜在位，可见广泛视网膜光凝斑，视盘色淡。

二、增生性玻璃体视网膜病变手术

PVR发展到C2期后可考虑内路手术。玻璃体切除、剥离视网膜增生膜、玻璃体硅油或气体填充是经常使用的手术操作方式。伴有前部严重PVR时基底部玻璃体需尽量切除，甚至晶状体摘除，才能解除增生牵拉视网膜，使视网膜复位（图7-9）。

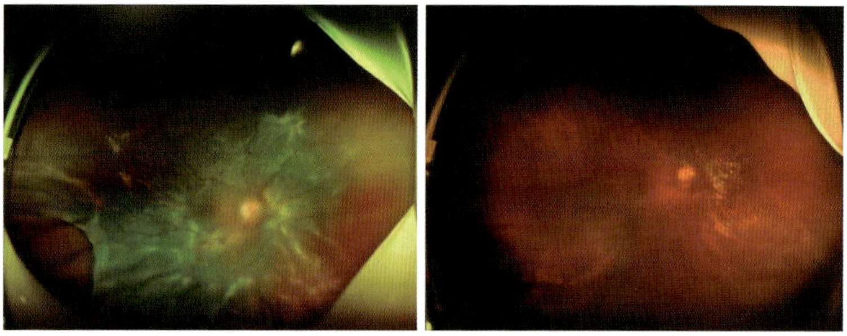

A　　B

图7-9　PVR手术前后图像

注：A.右眼PVR，眼视网膜广泛脱离、增厚，色泽发灰，颞下周边视网膜可见大裂孔；B.玻璃体切除手术后2个月，视网膜脱离复位。

三、黄斑裂孔视网膜脱离手术

黄斑裂孔视网膜脱离常见于高度近视中的病理性近视，由于眼轴变长，后极部视网膜变薄、萎缩，同时玻璃体变性、后脱离，对视网膜产生牵拉，尤其在黄斑区有粘连的情况下，相对薄弱的黄斑区视网膜神经上皮易被牵拉出现裂孔，进而液化的玻璃体经裂孔进入视网膜神经上皮层下，导致视网膜脱离。高度近视眼黄斑裂孔手术治疗包括玻璃体注气、黄斑兜带、巩膜加固手术，但玻璃体切除也不失为选择方法之一（图7-10）。

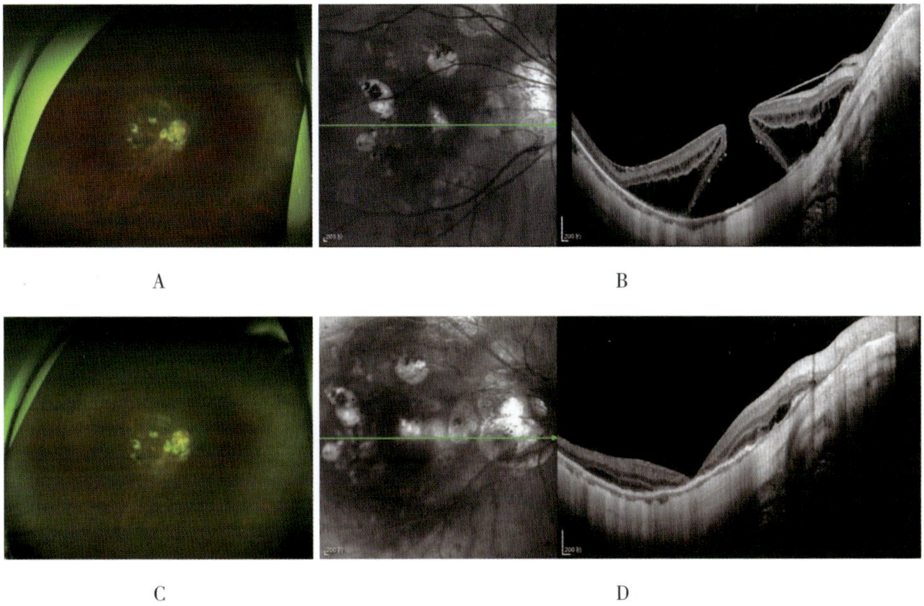

图7-10　黄斑裂孔视网膜脱离手术前后图像

注：女性，55岁，右眼高度近视多年，视力不佳，视物模糊加重半个月。A.右眼豹纹状眼底，黄斑区斑驳样萎缩，黄斑中心裂孔，裂孔周围视网膜脱离；B. OCT可见黄斑区脱离，神经上皮层劈裂，伴有大裂孔及裂孔鼻侧视网膜前膜；C.右眼玻璃体切除、内界膜移植联合硅油填充术后2周，可见黄斑区视网膜脱离消失；D.术后OCT可见黄斑裂孔愈合，神经上皮劈裂明显好转，视网膜脱离基本复位。

四、巨大视网膜裂孔视网膜脱离手术

视网膜裂孔大于90°，即一个象限，称巨大视网膜裂孔。巨大视网膜裂孔常见两种类型：①平行锯齿缘玻璃体基底部视网膜撕开的视网膜大裂孔，常见于高度近视，因玻璃体液化，浓缩到前部玻璃体，一旦剧烈活动及外力冲击，玻璃体收缩牵拉周边视网膜而引起。②从玻璃体基底部向后极部撕开的视网膜裂孔。多由外力冲击引起，常见眼球钝挫伤。前者较后者手术后预后较好。

巨大视网膜裂孔引起的视网膜脱离，需采取内路手术治疗，包括玻璃体切除、眼内激光、重水置换、气体或硅油填充等，促使脱离的视网膜复位（图7-11）。

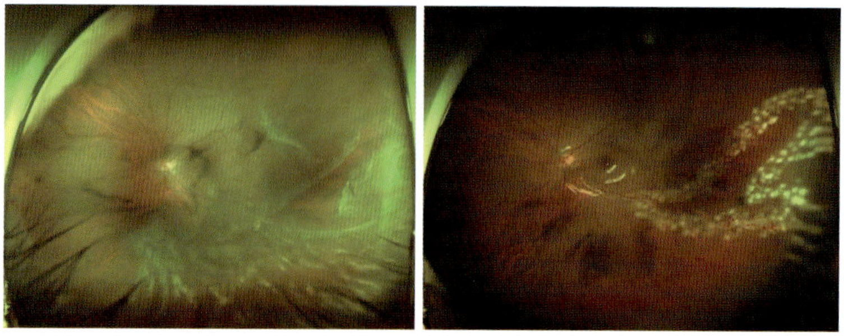

A　　　　　　　　　　　　B

图7-11　巨大视网膜裂孔视网膜脱离手术前后图像

注：女性，49岁，左眼被球击中后眼前黑影12天。既往有双眼高度近视，曾行双眼放射状角膜切开术。诊断为左眼孔源性视网膜脱离、左眼玻璃体积血。A.术前玻璃体腔混浊，黄白色积血，颞侧可见不规则巨大视网膜撕裂孔，颞侧及下方视网膜灰白隆起；B.玻璃体切除联合硅油填充术后第1天，视网膜平伏，裂孔周围可见新鲜激光斑。

第三节　内外路联合手术

在复杂视网膜脱离中，部分病例由于视网膜增生广泛、严重，为了减少视网膜切开或切除，采用玻璃体切除联合巩膜外扣带术是一种比较科学、有效的方法，此手术最大优点是避免视网膜较大损伤而带来的严重并发症，如增生、低眼压以致硅油依赖眼（图7-12、图7-13）。

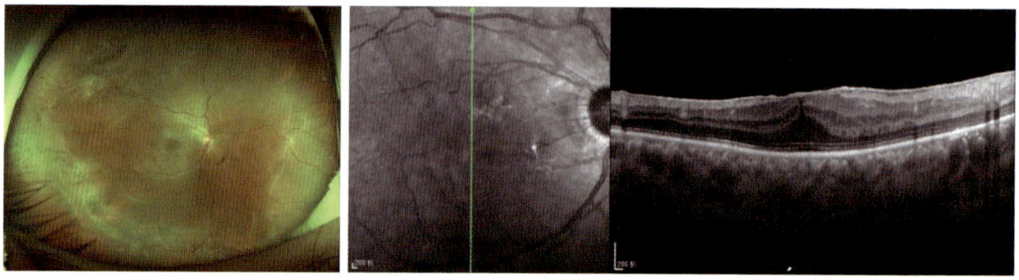

A　　　　　　　　　　　　B

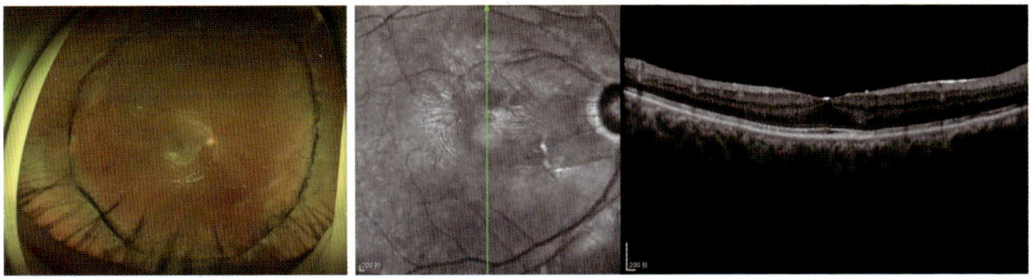

C　　　　D

图7-12　内外路联合手术前后图像（1）

注：男性，59岁，右眼眼前黑影遮挡2月余，曾因“右眼孔源性视网膜脱离”行视网膜激光光凝术。A.右眼颞上赤道部可见鱼嘴形裂孔，视网膜广泛脱离，呈灰色隆起，上方及下方玻璃体可见增生，周边视网膜可见广泛格子样变性，相应部位大量陈旧激光斑，鼻侧视网膜固定皱褶；B.术前OCT可见黄斑水肿，伴黄斑前膜；C.玻璃体切除、剥膜联合硅油填充及巩膜环扎术后1个半月，视网膜平伏在位，巩膜环扎嵴清晰可见；D.术后OCT示黄斑前膜消失。

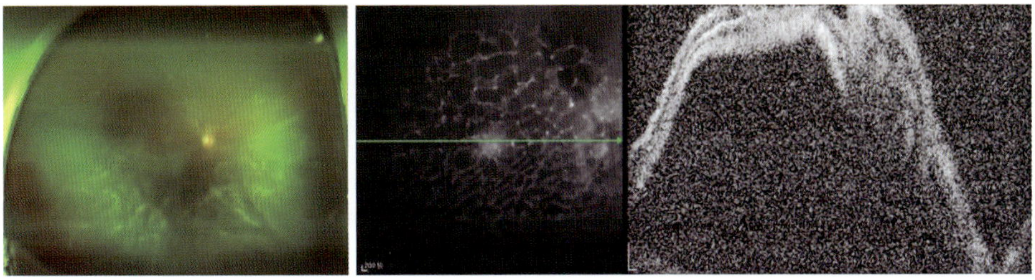

A　　　　B

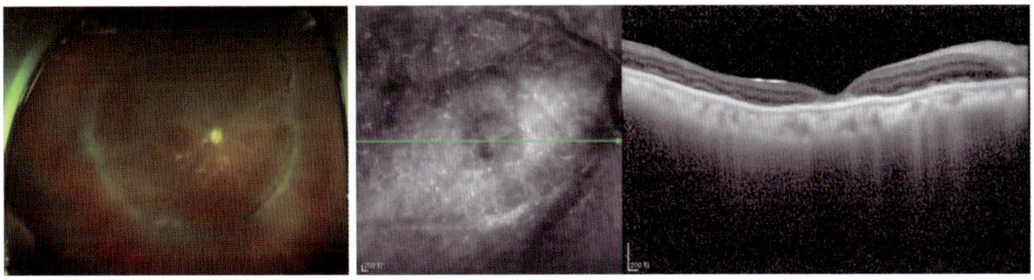

C　　　　D

图7-13　内外路联合手术前后图像（2）

注：女性，73岁，右眼视力下降4月余。A.右眼复杂性视网膜脱离，视网膜可见广泛脱离，尤其下方视网膜脱离较重，伴皱褶；B.OCT示黄斑呈明显隆起脱离；C.玻璃体切除、剥膜、硅油填充联合巩膜外环扎术后2个月，视网膜复位，可见隆起的巩膜外环扎嵴；D.术后OCT示黄斑复位，中央凹清晰可见。

第四节　视网膜松解术

各种原因导致视网膜漏斗状脱离且脱离时间较长，视网膜表现增生、僵硬，需视网膜切开或切除，松解僵硬的视网膜，方可使视网膜复位（图7-14、图7-15）。

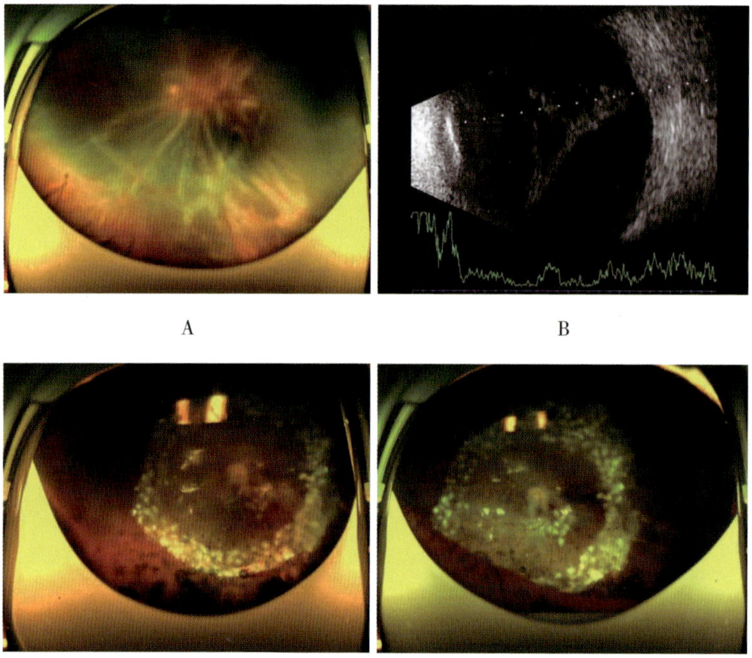

A　　B　　C　　D

图7-14　视网膜切开手术前后图像（1）

注：男性，47岁，右眼视网膜脱离半年余，PVR D3期，视力光感。A.右眼视网膜呈漏斗状脱离，视盘几乎被遮盖，视网膜僵硬，可见皱缩；B. B超可见视网膜呈漏斗状脱离；C、D.右眼玻璃体切除、视网膜360°周边部切开及切除、硅油填充，视网膜保留区域复位，予以激光治疗。

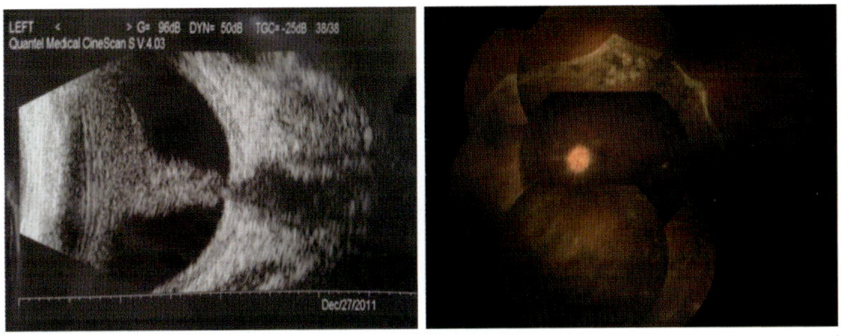

A　　　　B

图7-15　视网膜切开手术前后图像（2）

注：男性，16岁，左眼白内障、PVR。A.左眼B超可见视网膜脱离呈闭漏斗状，与视盘相连；B.左眼玻璃体切除、视网膜周边部切除，联合巩膜外环扎术，可见视网膜复位，周边部可见隆起巩膜环扎嵴，嵴上可见广泛切除的视网膜边缘。

第五节　玻璃体注气或气体填充术

玻璃体注气或气体填充术可用于治疗孔源性视网膜脱离，利用气泡表面张力封闭裂孔，促使视网膜脱离复位。随着气泡逐渐吸收，予以激光光凝视网膜裂孔。玻璃体注气通常采用两种方法：①玻璃体腔注入部分气体（空气或膨胀气体）。②将玻璃体腔液体完全排出，玻璃体腔完全气体填充，此法也可用于玻璃体切除术中或术后进行玻璃体气/液交换，术后采取裂孔朝上体位。

一、玻璃体注气

该法适用于裂孔位于上方的视网膜脱离，尤其玻璃体有变性、液化及年龄较大、身体虚弱的患者，玻璃体注气治疗孔源性视网膜脱离是一种值得采用的手术方法（图7-16）。

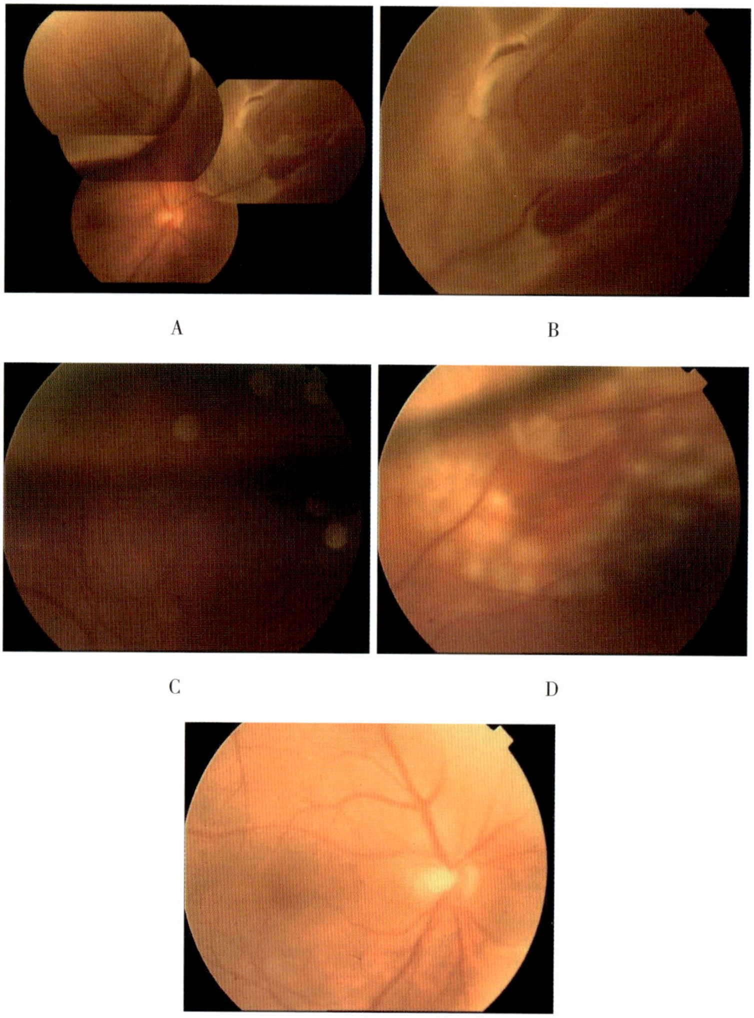

图7-16　玻璃体注气前后图像

注：A、B.视网膜脱离，颞上可见大的撕裂孔；C、D.玻璃体注射0.5ml C3F8后第1周，可见视网膜脱离复位，上方可见气体吸收后界面，裂孔周灰白色激光斑围绕；E.脱离的视网膜复位。

二、玻璃体气/液交换

玻璃体切除后行气体填充是治疗复杂视网膜脱离的常用方法。根据视网膜脱离的情况及视网膜裂孔部位，可采用空气或膨胀气体填充。若视网膜新鲜脱离或脱离时间不长，增生较轻，视网膜裂孔在上方，则选择空气填充，否则膨胀气体填充。

玻璃体气/液交换法简单方便，可将玻璃体腔液体完全置换出来，使玻璃体腔充满气体，更充分顶压视网膜裂孔（图7-17）。

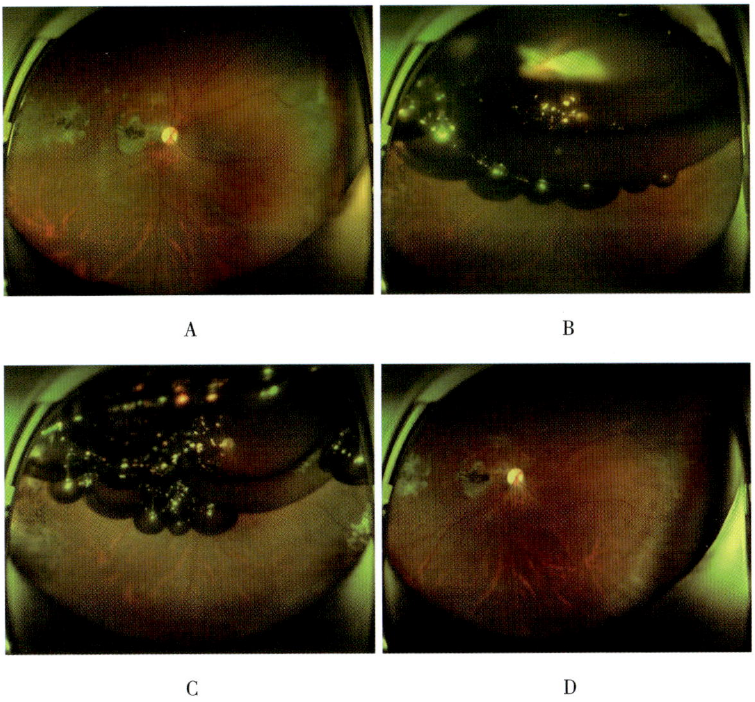

图7-17　玻璃体气/液交换前后图像

注：男性，43岁，右眼2年前外伤行玻璃体切除、硅油填充及取出手术，术后视网膜一直在位。近1月余右眼颞侧出现遮挡，检查眼底可见鼻侧视网膜脱离。A.鼻侧视网膜脱离，以鼻上脱离为重；B.玻璃体气/液交换后视网膜复位；C.随气体吸收，鼻侧周边视网膜暴露部分逐步光凝；D.1周后玻璃体气体完全吸收，可见视网膜在位，鼻侧周边视网膜可见淡的激光斑。

手术方法（图7-18）

（1）术眼表面麻醉。

（2）患者坐位或侧卧位，如果坐位嘱患者双手支撑下颌，肘部固定在桌面上。

（3）开睑器开睑，5ml空针抽满无菌空气，距下方角膜缘3.5mm进针到玻璃体腔，间断注入空气，可见玻璃体腔液体经空针流出，反复操作多次后，玻璃体腔液体完全排出，空针里气体被液体替代。

（4）拔出针头，手术完毕。

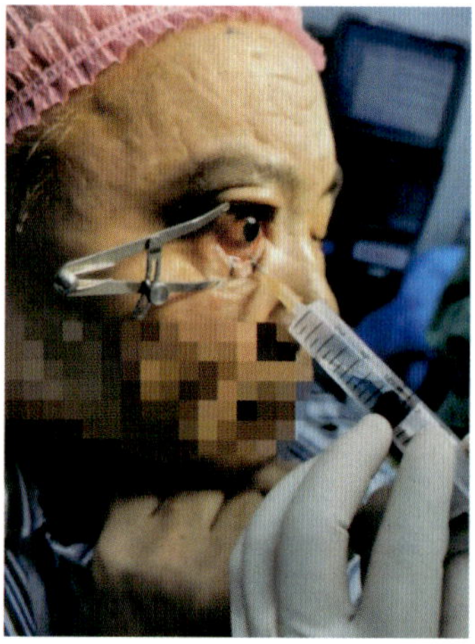

图7-18　玻璃体气/液交换

第八章

•

渗出性视网膜脱离手术治疗

概 述

渗出性视网膜脱离常见原因有葡萄膜炎、视网膜血管性疾病、肿瘤等，由于上述因素导致视网膜屏障功能破坏，色素上皮及血管内皮功能失常，以致大量血浆样成分渗出至视网膜下，导致视网膜脱离。渗出性视网膜脱离的治疗主要是针对原发病的药物治疗，但在一些情况下，手术治疗也是一种有效方法。

第一节 视网膜毛细血管瘤手术治疗

激光、光动力疗法及抗VEGF治疗，对一些视网膜毛细血管瘤的治疗有一定效果，可以使瘤体萎缩，减少渗出及视网膜脱离，减轻视力损害，但遇到上述治疗不能有效控制病情发展的情况下，则采取内路手术治疗，也是有效的方法（图8-1）。

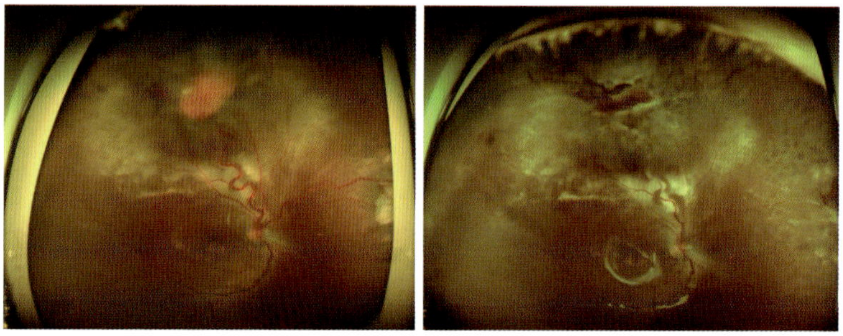

A B

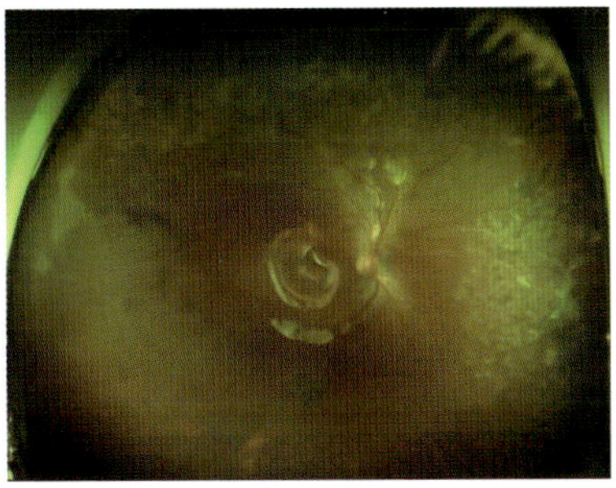

C

图 8-1　视网膜毛细血管瘤手术前后图像

注：女性，42岁，右眼视力下降1年余。既往有肝、肾多发囊肿，乳腺良性肿瘤，胰腺、颅内肿瘤病史；曾于外院行3次视网膜激光光凝术及6次抗VEGF药物玻璃体腔注药术。诊断为视网膜毛细血管瘤、右眼渗出性视网膜脱离。A.右眼上方及鼻侧各见1处视网膜毛细血管瘤，滋养血管迂曲扩张，瘤体周边伴片状出血、大量黄白色渗出及视网膜下积液；B.眼内手术切除瘤体联合硅油填充术后2个月，瘤体处视网膜缺损，其周围视网膜基本在位，附近视网膜仍见大量渗出；C.右眼术后5个月，视网膜平伏，渗出吸收，上方及鼻侧可见大量陈旧激光斑。

第二节　VKH综合征渗出性视网膜脱离手术治疗

福格特－小柳－原田（Vogt-Koyanagi-Harada，VKH）综合征是一种与自身免疫有关的慢性肉芽肿性葡萄膜炎，可能是自身免疫系统对黑色素细胞发生攻击的罕见多系统炎症性疾病，影响眼、耳、大脑、皮肤和毛发。该病多见于年轻人，男性多于女性，可以引起严重的渗出性视网膜脱离，导致视力严重损害。该病治疗主要以激素为主（图8-2），个别情况可考虑免疫抑制剂治疗。在积极抗炎治疗的情况下，渗出的视网膜下液可以明显吸收，但往往留下视网膜下色素性条索样机化膜，影响视网膜复位，此时可以考虑手术治疗（图8-3）。

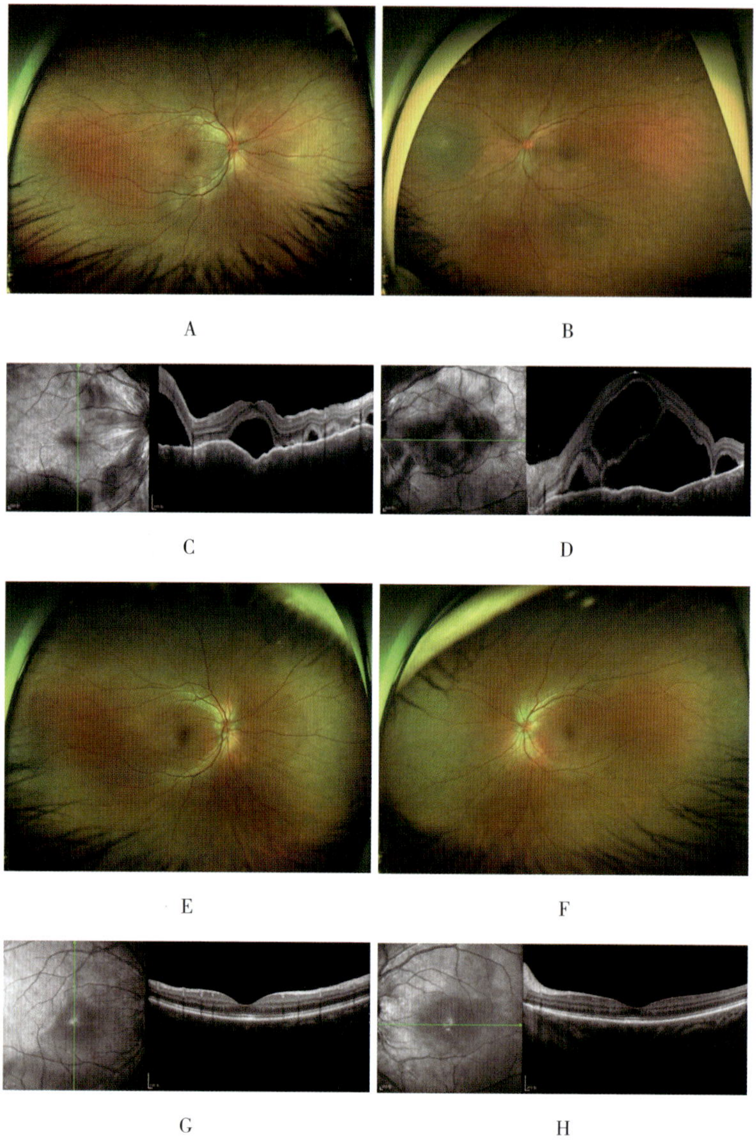

图8-2　VKH综合征激素治疗前后图像

注：女性，34岁，双眼红痛伴视力下降1周。既往史无特殊。诊断为双眼VKH综合征。A、B.双眼底视盘充血，视网膜散在盘状局限性视网膜脱离；C、D. OCT示双眼黄斑区脉络膜水肿皱褶，视网膜下多格状浆液性视网膜脱离，左眼伴视网膜神经上皮层间囊腔；E、F.激素治疗后4个月复诊，双眼视网膜平伏，视网膜下液吸收；G、H.OCT提示视网膜无脱离，黄斑中央凹清晰可见。

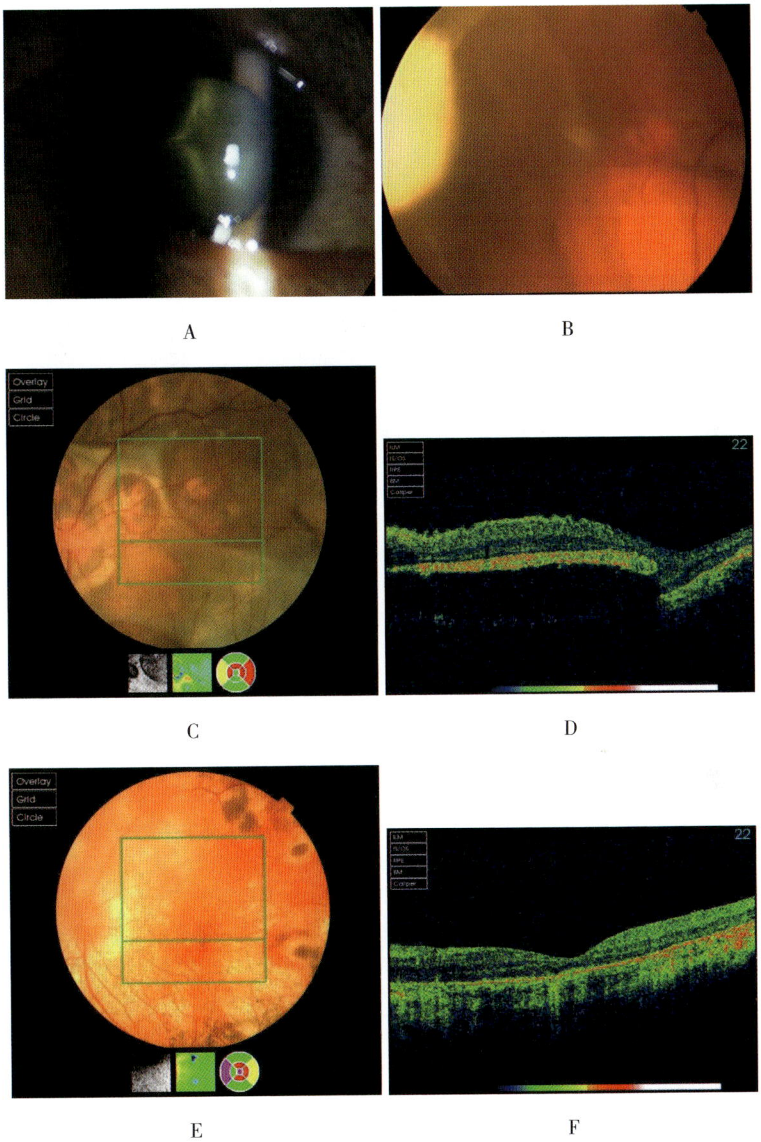
A
B
Overlay
Grid
Circle
22
C
D
Overlay
Grid
Circle
22
E
F

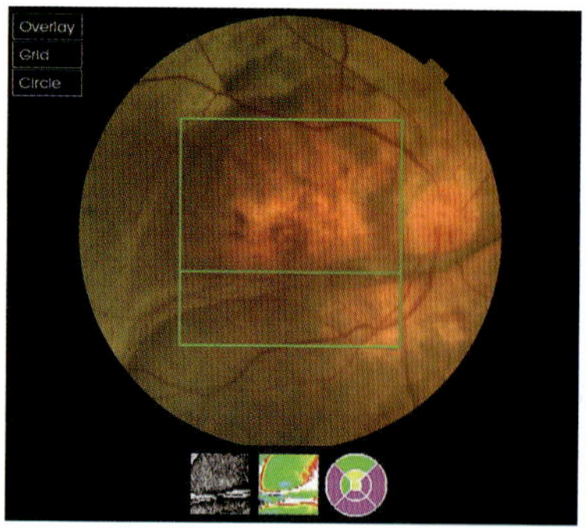

G

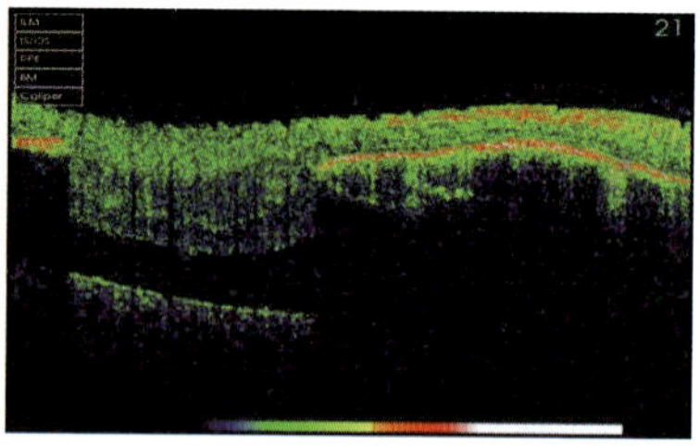

H

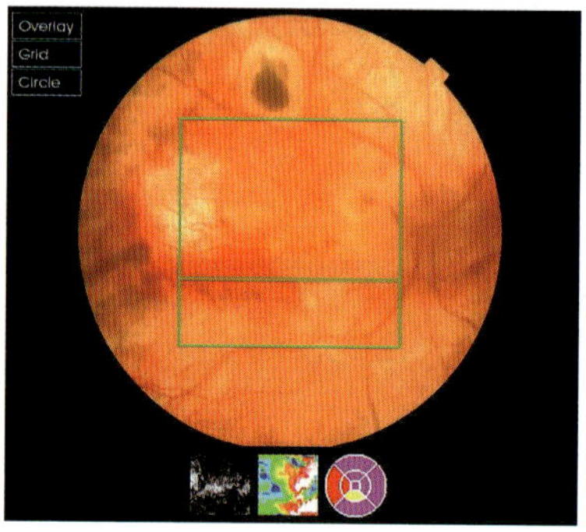

I

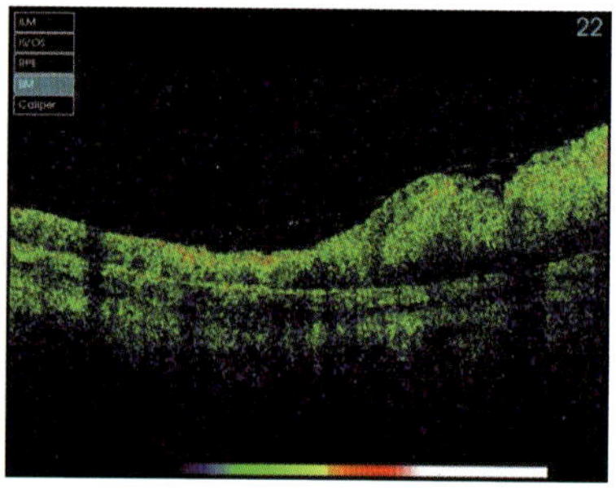

J

图8-3　VKH综合征手术治疗前后图像

注：男性，35岁，双眼VKH，渗出性视网膜脱离。A.左眼前段照相，可见晶状体后方高度隆起脱离的视网膜；B.左眼玻璃体腔注射曲安奈德后，渗出视网膜脱离明显好转，视网膜下液基本吸收；C.视网膜下可见色素性增生膜影响视网膜完全复位；D.OCT示神经上皮层下增生膜紧密附着，牵拉视网膜脱离；E.玻璃体切除手术联合视网膜切开取下膜后，可见下膜消失，视网膜复位；F.OCT提示视网膜复位，无下膜；G.右眼曲安奈德治疗后视网膜复位，视网膜下可见色素性下膜；H.OCT示视网膜浅脱离，色素性下膜紧密贴附于神经上皮；I.玻璃体视网膜手术后下膜消失，视网膜复位；J.OCT检查见视网膜复位，无下膜。

第三节　增殖性糖尿病视网膜病变玻璃体切除后渗出性视网膜脱离治疗

增殖性糖尿病视网膜病变（PDR）行玻璃体切除手术，术中若进行大范围视网膜激光治疗，术后则可能发生渗出性视网膜脱离，此时需给予激素治疗（图8-4、图8-5）。

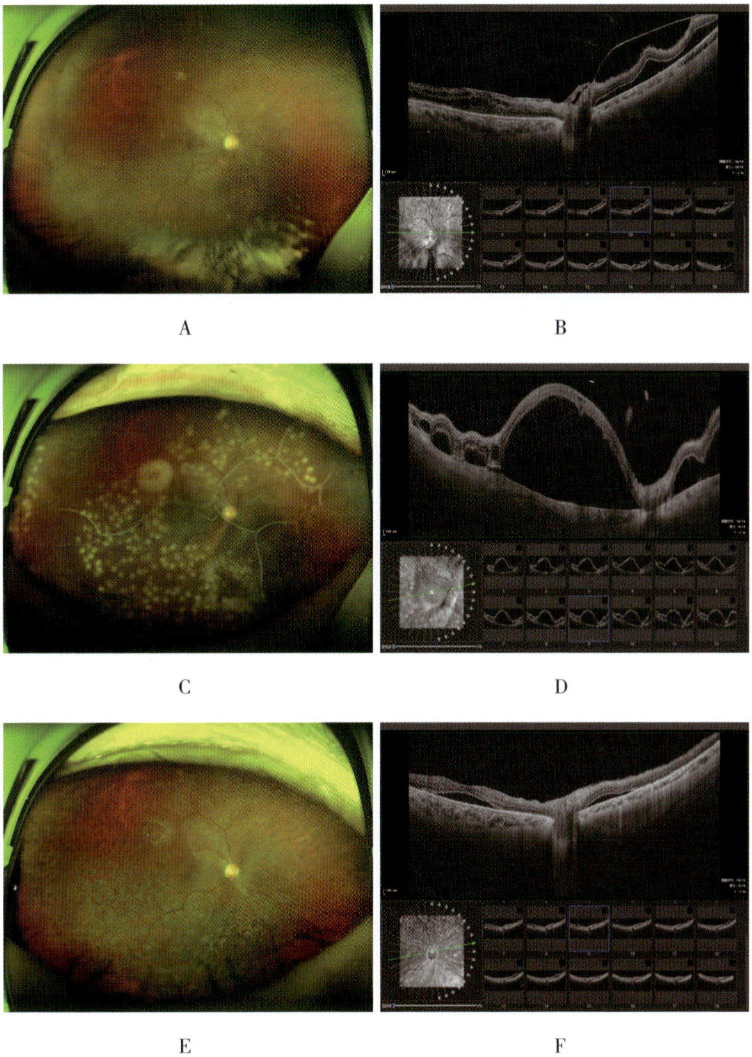

图8-4　PDR玻璃体切除术后渗出性视网膜脱离治疗前后图像（1）

注：女性，47岁，既往有糖尿病、糖尿病肾病、肾功能不全、高血压病史，因右眼视力减退来诊。诊断为右眼PDR、玻璃体积血。A.右眼PDR、玻璃体腔黄白色陈旧积血；B. OCT可见右眼视网膜局部牵拉浅脱离；C.玻璃体切除术后第2天，视网膜可见大量新鲜激光斑，视网膜多处疱样渗出性脱离；D. OCT可见视网膜大疱样渗出性脱离，给予激素治疗；E.术后1个月，渗出性视网膜下液吸收，视网膜复位；F.OCT示视网膜下液基本吸收。

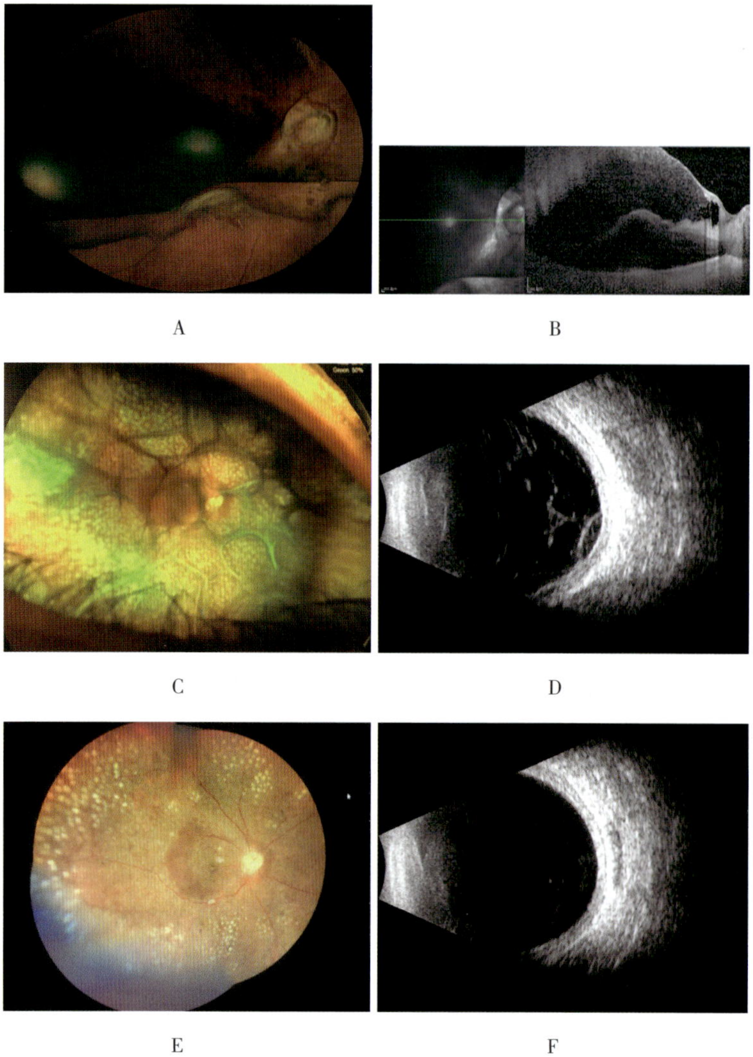

图8-5　PDR玻璃体切除术后渗出性视网膜脱离治疗前后图像（2）

注：女性，57岁，主诉双眼视力下降6个月，右眼加重3个月。既往有糖尿病病史10余年，高血压病史5个月。血压、血糖控制不佳。诊断为右眼PDR。A.术前后极部视网膜前大片出血；B.OCT示黄斑受累并有水肿；C.玻璃体切除术后第2天，视网膜出现广泛渗出性脱离；D. B超示视网膜不规则疱样脱离；E.球周注射地塞米松，静脉滴注地塞米松10mg连续3天，视网膜下液吸收，第9天视网膜复位；F. B超示视网膜复位。

第四节　双侧弥散性脉络膜色素细胞增生症视网膜脱离手术治疗

双侧弥散性脉络膜色素细胞增生症（bilateral diffuse uveal melanocytic proliferation，BDUMP）是一种少见的眼部副肿瘤综合征，病因尚不完全清楚。多数学者认为机体内其他系统隐藏的恶性肿瘤通过IgG因子驱动作用而引起该病。综合近20年文献报道的59例及本文1例BDUMP，其中27例（45%）诊断BDUMP时已知原发肿瘤，26例（44%）BDUMP诊断在原发恶性肿瘤发现之前。

BDUMP的主要临床特征是双眼葡萄膜广泛性色素细胞增生，导致视网膜色素上皮弥散性、斑片样脱色素和色素增生样损害，形成奇特眼底外观，如豹斑或长颈鹿斑纹样图案。

BDUMP眼部表现除典型的以视网膜色素上皮损害为主的豹斑状眼底葡萄膜炎外，还可以引起白内障、渗出性视网膜脱离，导致视力严重损害。玻璃体手术可促使渗出性视网膜脱离复位，改善患者的视力。

典型病例 22

女性，79岁，曾于2018年因子宫内膜癌行子宫切除术。2019年10月20日因“双眼视物模糊1年余”行双眼白内障手术，术后发现双眼视网膜脱离，眼底豹斑样，脱离的视网膜随体位改变。诊断：BDUMP，双眼渗出性视网膜脱离。行双眼微创玻璃体切除联合硅油填充术，术后视力分别从术前的眼前手动提高到右眼0.3、左眼0.25（图8-6）。

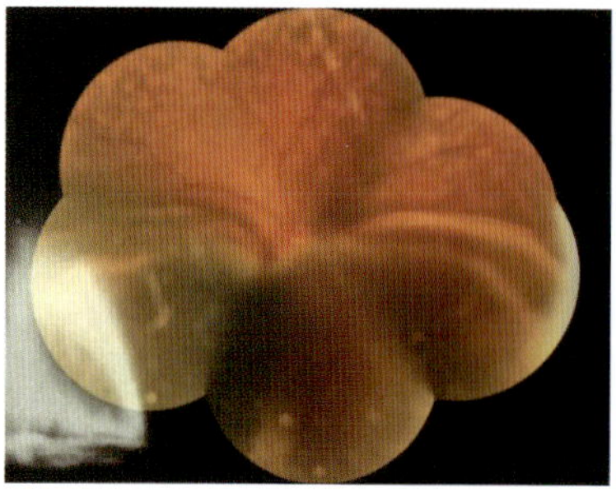

A

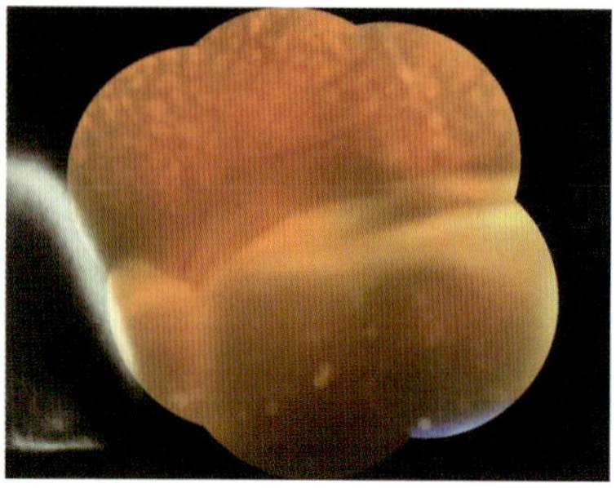

B

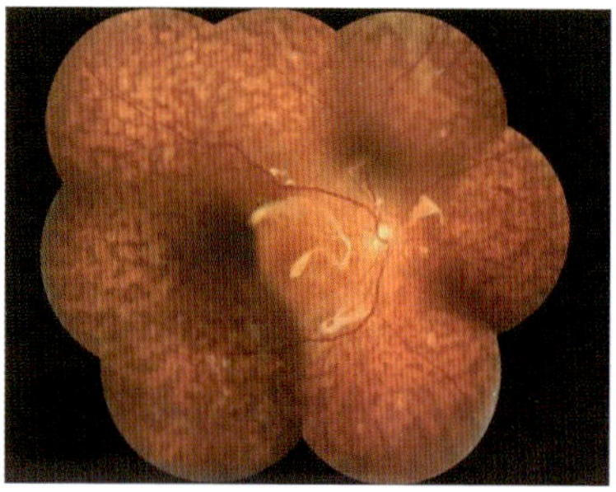

C

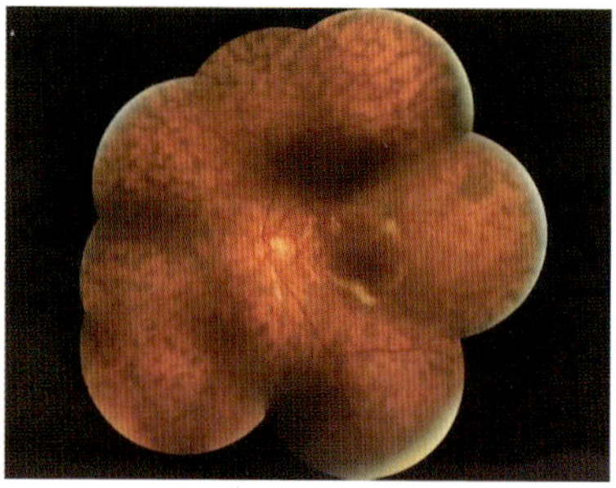

D

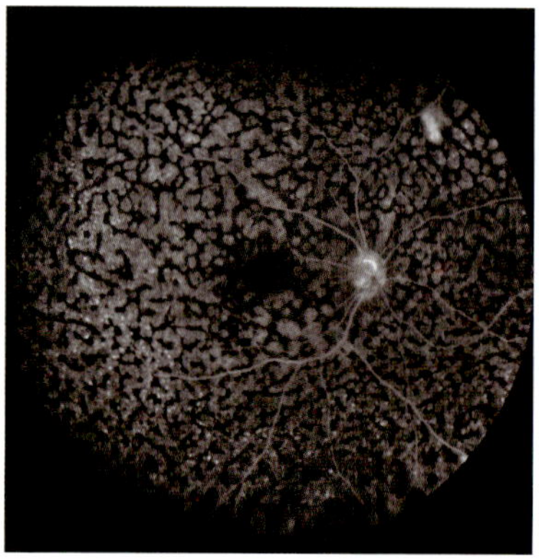

E

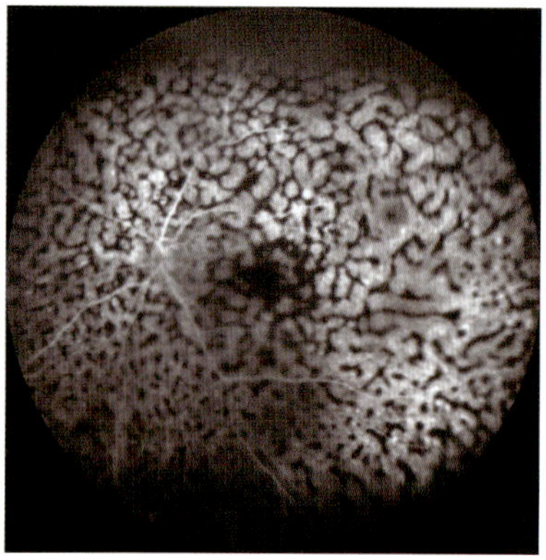

F

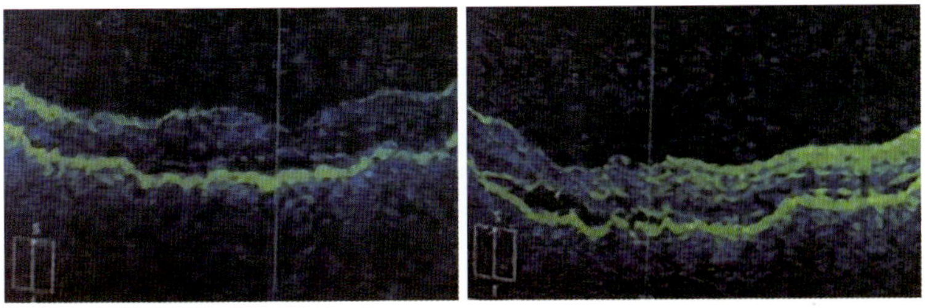

G　　　　　　H

图8-6　BDUMP，双眼渗出性视网膜脱离图像

注：A、B.双眼渗出性视网膜脱离，累及黄斑区。上方未脱离的视网膜可见弥漫性、不规则棕色素及淡黄色斑片样改变；C、D.双眼玻璃体切除，硅油填充术后2周，视网膜复位，双眼底彩照可见弥漫的圆形、椭圆形或多形淡黄色或棕黄色斑片改变；E、F.与眼底彩照相对应，FFA可见棕褐色素斑片遮挡荧光呈低荧光表现，淡黄色斑片表现呈窗样缺损高荧光，高低荧光相间形成奇特图案，似豹斑样改变；G、H.OCT示双眼色素上皮不规则增厚、皱褶。

结束语

我们可以看到微创FCB顶压手术在治疗孔源性视网膜脱离方面展现出了巨大的潜力和优势。董方田教授及其团队的临床探索性研究，不仅为视网膜手术领域带来了创新，也为患者带来了更安全、更有效的治疗方案。随着手术经验的积累和手术技巧的完善，我们有理由相信，微创FCB顶压手术将在未来得到更广泛的应用，为更多患者带来光明。

同时，我们也期待未来在这一领域有更多的突破和进展。希望通过不断的临床实践和科学研究，能够进一步提高手术的安全性和有效性，为视网膜疾病的治疗提供更多的选择和可能。

最后，感谢所有为视网膜疾病治疗做出贡献的医师和科研工作者。让我们携手共进，为人类的眼健康事业贡献力量。

孙 文